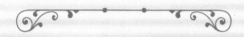

献给所有的肺癌患者及其家属

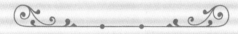

台北荣民总医院胸腔肿瘤科原主任 蔡俊明 ◎ 主编
台北荣民总医院肺癌治疗团队 ◎ 著

图解 肺癌 诊治照护全书

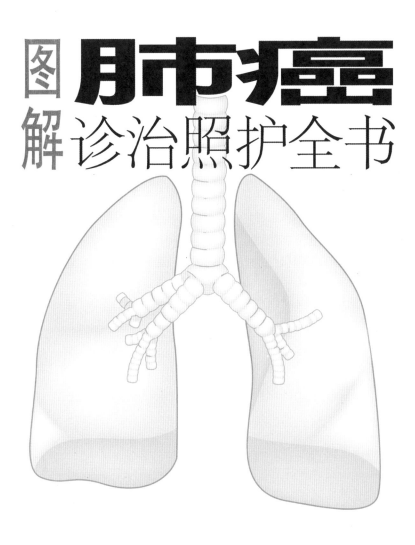

上海科学普及出版社

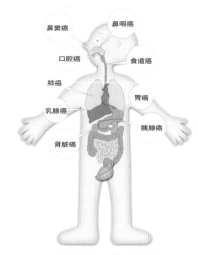

鼻窦癌　鼻咽癌

口腔癌　食道癌

肺癌　胃癌

乳腺癌　胰腺癌

肾脏癌

二手烟对人体的危害

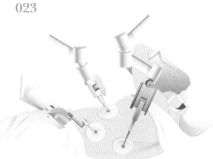

机器手臂辅助开胸术

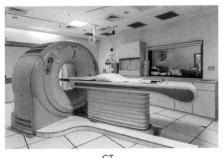

CT

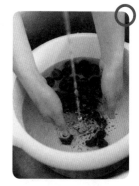

用大量清水清洗葡萄

PART ② 认识呼吸系统

关爱你的呼吸系统 037
- 人体呼吸系统 **037**
- 呼吸系统健康处方 **039**

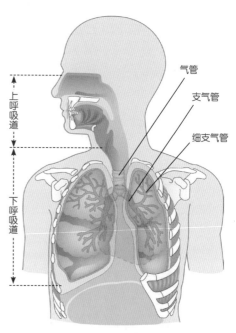

上呼吸道
下呼吸道
气管
支气管
细支气管

人体呼吸系统

PART ③ 认识肺癌

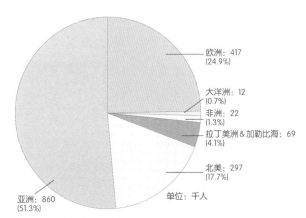

欧洲：417
(24.9%)

大洋洲：12
(0.7%)

非洲：22
(1.3%)

拉丁美洲&加勒比海：69
(4.1%)

北美：297
(17.7%)

亚洲：860
(51.3%)

单位：千人

全球肺癌发病率分布图

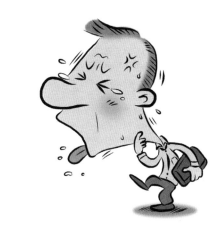

PART ④ 肺癌的检查与诊断

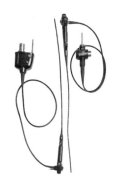

支气管镜检查

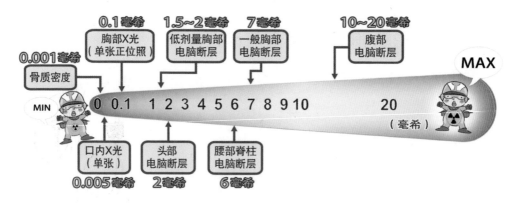

常见辐射相关检查之辐射剂量（每人每年可以承受 50 毫希的辐射量）

PART ⑤ 肺癌的病理与分子诊断

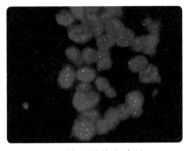

ALK 荧光原位杂交法

PART ⑥ 肺癌的分期与治疗

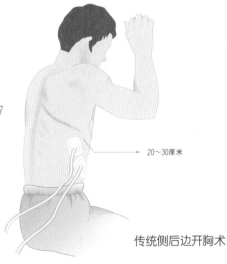

20～30厘米

传统侧后边开胸术

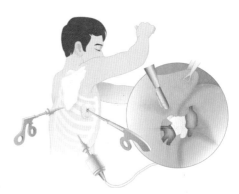

内视镜辅助开胸术

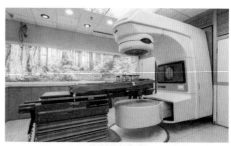

直线加速器

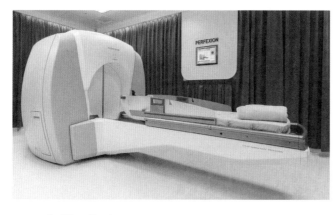

伽马刀

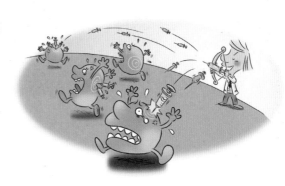

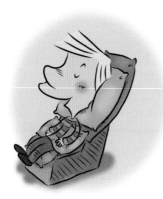

身体没有任何部位受到压迫

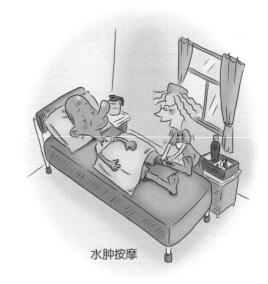

水肿按摩

PART **7** 肺癌治疗期间的生活照护

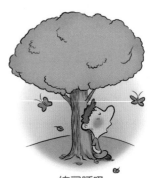

练习呼吸

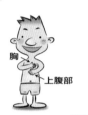
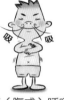
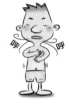

膈膜（腹式）呼吸

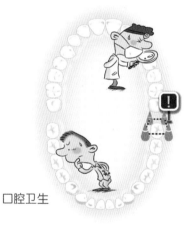

口腔卫生

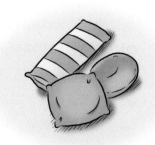

特别收录

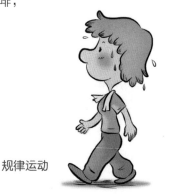

规律运动

（台北荣民总医院胸腔部·胸腔肿瘤科特约主治医师暨阳明大学教授）

我、肺癌和我的患者

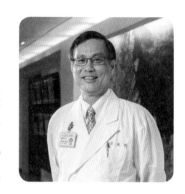

　　1978 年我在荣民总医院开始住院医师生涯时，不能手术的肺癌患者超过 80%，不管如何治疗，存活期很少超过半年，此后 10 多年间情况依然如此。20 世纪 80 年代化疗药"顺铂"投入使用，但由于严重的不良反应，肺癌患者经常是一边输液，一边抱着脸盆呕吐，让人痛心不已。后来新的止吐药问世，肺癌患者终于可以在接受化疗的同时能够吃下东西。此时，肺癌患者的存活率提高了。虽然如此，作为医师，面对存活期不及 1 年的肺癌患者，我心里还是充满了挫折。

　　当上主治医师之后有机会在国外进修，当时有各种专科可以选择，但我没有选择刚起步的"呼吸重症医疗"，而是选择"肺癌"作为研究对象，因为它是快速致命的疾病，需要有好的医疗技术。当时，美国国家卫生院癌症研究所对肺癌生物学的研究内容吸引了我。彭汪嘉康院士就是其中的成员，承蒙她的介绍，我于 1985 年前去进修，2 年后学会了利用细胞株进行药物实验技术。回医院工作后，我在细胞株实验的基础上发展出药物并用的实验模式，奠定了有针对性地选择药物为患者治疗的基础，迄今我对肺癌治疗大方向的掌握基本上准确。不久，第三代化疗药物（健择等）进入临床试验并投入使用，接受化疗的肺癌患者比之前的舒服多了，化疗的急性不良反应过后，患者依然可以从事正常的活动，如打羽毛球、跳舞等。存活期超过 1 年的患者多了起来，令人觉得欣慰。不过当时多数的胸腔科医师却把精力投入快速发展中的胸腔急重症的治疗上，想是医治危殆患者能立竿见影，更有成就感。

　　最近十几年以来，分子·生物学发展良好，各种治疗策略和治疗药物推陈出新，让肺癌患者有了生的希望。如根据细胞类别的不同选择适当的化疗药物合并抗肺癌血管新生的药物的治疗策略，靶向药物和各种药物的使用、并用或避用，以及放疗或手术治疗。由于表皮生长因子多体基因突变导致的肺癌四期患者生存期已突破4年，非此基因突变导致的晚期肺癌患者生存期超过3年，如果不是药物昂贵，很多患者用不起，生存期再长一些也不在话下。我遵循的医疗原则是**"对患者有益的治疗方法要能用上，有益的药物要用好"，肺癌是不是"晚期"不重要，有效的治疗才是关键。**现代医学的进步虽然使晚期肺癌向慢性病化的趋势演变着，但这才刚刚开始，需要更多的努力。除了第四期肺癌之外，其他的肺癌治疗法日渐受到重视，如难以切除的局部肺癌的多形式治疗（药物治疗、放疗或手术），早期肺癌切除后追加辅助疗法，特别是近年来采用的"低剂量CT"疗法，主要针对高危人群，如吸烟者和有肺癌家族遗传者，此法可根除初期肺癌。

　　医学唯一颠扑不破的真理在于竭尽所能造福患者。在台北荣民总医院行医有得天独厚之处，除了先进的诊断和治疗仪器设备，荣民总医院有首屈一指的肺癌医疗团队，包括：胸腔肿瘤科医师、胸腔科医师、肿瘤外科医师、病理科医师、放射科医师、放射线治疗科医师、脑神经外科医师、骨外科医师、复健科医师、安宁疗护医师、中医师、营养师、个人理疗师等，大家能多方合作，彼此互动为患者提供最妥善的医疗护理，尽力解决患者遇到的各种问题。书中各章节内容都由相关专科的医师撰写，非常感谢参与写作的医师们能在忙碌的工作之余，运用宝贵的休息时间完成稿件，更要谢谢许多肺癌专家对这本书的推荐。

　　医患关系非常的奇妙，一般认为医师除了医病还是老师，最好也是朋友。但是在行医的过程中，我从患者和患者家属的身上学到非常多的东西。年轻时以为"视病犹亲"是最高的医疗准则，实则不然，带给自己很多苦痛和沮丧，倒是和患者或患者家属成为朋友实际多了。我有一些这样的好朋友，这是很特别的两位，她们分别写下"抗癌生死斗""放手"，分享曾经走过的路，一则理性，一则感性。医师们都很愿意用自己的专业知识帮助患者，但并不是所有的疾病医师都能治疗，因为医师不是神！行医生涯中有悲、有欢、有挫折。希望借助这本书让朋友们多多了解肺癌，减少患者和患者家属的疑虑，与我们一起携手对抗肺癌。

面对癌症，你绝不孤单

审订／蔡俊明（胸腔部·胸腔肿瘤科特约主治医师）

 抗癌生死斗

当笔者为此篇经验分享文章奋笔疾书时，与胞弟一起在台北荣民总医院抗癌的 300 多个日子历历在目，虽然已事过境迁 1 年多，我们也如愿以偿地回到原本的生活轨道，往事仍然如放电影般在脑海中翻腾着，对我们而言这是一场生命中难以磨灭的生死之斗。

在胞弟被确诊患癌之初，承蒙许多亲朋好友热心地提供各式抗癌偏方，如中药药方、牛樟芝、玉露（笔者至今仍不清楚此为何物），或者是告知抗癌新观念与另类疗法，像是坚持不吃药而纯粹依赖食疗把肿瘤排出体外、避免摄取糖类以此饿死癌细胞之种种。但是回过头来理性思考癌症的千变万化，即使是同一种癌细胞在不同的宿主身上也会呈现不同的样貌，既然我们面对的敌人是如此的狡猾难缠，这让向来崇尚科学的姐弟俩不可能听信甚至采用不理性的招术来面对这场硬仗。所以我们在治疗的最初阶段就索性捂起耳朵，将西医疗法以外的任何建议与疗方扔在一边。

在精神层面，笔者之所以把这场抗癌的战斗层级提升到生死决斗，实属考虑到笔者胞弟刚过而立之年，身强体健，风华正茂，这样的年龄优势虽然有利于他承受高剂量化疗暨日后手术，却也让他失去了与癌症和平共存的机会。癌症这个从天上掉下来的霾耗整个扰乱了一家四口人平静的生活，笔者胞弟拥有令人欣美的三高（高学历、高收入、高职位），人生最美好的乐章正开始演奏，却突然被迫喊停，走入医院长期与针剂药物为伍；眼见年届 70 岁的父母亲惊恐失措而泪涟涟，这一切巨变让身为长姐的笔者实在很恼火，完全无法接受老天爷开的这个大玩笑，立马下定决心带领全家团结一致投入"抗癌战斗"，以重返原本的生活轨迹为目标，铆足全力要跟癌细胞拼了。这样强大的信念与无可妥协的决心一路支撑着笔者与胞弟夜夜枕戈待旦、步步惊心地走过死亡幽谷。

历时 11 个月的疗程之后（包括 6 次化疗、传统胸腔手术等），笔者胞弟很幸运地晋升成为"鲑鱼一族"，越过了重重的"暗礁"，生命的决胜点（match point）得以延长至每 3 个月赌一回，每次都是紧张地等待医师宣布例行检查结果。往事历历，晴天悠悠，终究算是过来人。在分享我们的抗癌过程与心得之余，谨以此文献给曾经或是正在因为可恶的癌细胞而彷徨无助的你。

▶ 1. 当医师告诉我可能长了"坏东西"时，该怎么办

当医师告知可能长了"坏东西"时，会安排一系列的影像检查，如超声波扫描、电脑断层扫描（CT）、正电子造影（PET/CT）、内视镜、全身骨骼扫描、切片，以便判断癌症类型、肿瘤是否扩散，以及预测肿瘤未来的发展。一旦确诊，接下来一连串的治疗，如化疗、手术、放疗等治疗提案（顺序可能依个案有异，甚或并用）就会瞬间排山倒海而来。因此，选择一家最合适的医院来执行这些检查与后续治疗俨然成为首要任务。如果将抗癌过程比喻成打仗，医院在此战役中如同作战装置与武力设备；在准备应战的初始，我们有必要在最短的时间内建立最精良的"武装团队"以对付"敌军"。

下列几项可以作为选择一家最合适的医院的参考指标：

▦ 医学中心——适时"迷信"名医院和名医是必要的

一般而言，国际等级的教学医院或医疗机构不仅拥有先进的医疗检测设施，有较多经验丰富的病理科医师，还有更多医术佳且能力强的专科医师可以作出准确的临床判断和治疗。

▦ 科别多元性——随时启用不同的武器对付狡猾的敌人

癌症的治疗过程，很多时候不仅需要肿瘤医学部门，还需要其他科室，例如外科与放射科之间的通力合作才能一气呵成做出完整的诊治。在治疗的过程中与其他科室互相讨论，征询不同科室的治疗看法也是常见且必要的。一家医院的科室多元性与否，攸关它是否能够建立起一个完整的沟通平台，提供患者

一体化的治疗服务。

■■ 地点便利性——战线切勿拉得太长

癌症化疗简直像一场旷日耗时的千里行军，不仅患者需要周期性地住院，家属更要舟车劳顿往返医院及住处，因此医院地点的便利性不容忽视。举例来说，在化疗期间患者可能因为白细胞下降所引起的发热而随时需要进出急诊室，主治医院的远近自然影响"战时军备补给的效率"。

■■ 关照途径——养兵千日用兵一时

公立医院作为公共卫生服务组织，其结构系统很庞大，手续也很繁杂，如果有朋友帮忙，不仅可以有效缩短住院等待病房的时间，也能降低患者与家属走无谓冤枉路的概率。

▶ 2. 如何成功打败癌症

"将帅无能，累死三军"，这不仅是个谚语，恐怕更是抗癌治疗过程最大的忌讳。为了避免该杀死的癌细胞没死而不该死的正常细胞全死的惨剧发生，找到一位精通医术又能进行良好沟通的主治医师就如同打仗选主帅般重要，也就是"致胜关键"。请千万记住，等到启动"作战计划"以后才阵前"换将"永远是件吃力不讨好的苦差事。要早日找到一位有医术的主治医师也绝对不是乱石击鸟，除非真的有误打误撞的幸运。在众多的主治医师候选人之间，我们要善用所有可以取得的资源来搜索一番，找出他们的行医履历、治疗口碑，甚至品性、医德等资料来作为评估参考的依据。参考来源包括亲友间的口耳相传、介绍，再不然上网搜寻也非难事。

但是请切记，再怎么无懈可击的履历表也比不上门诊时与医师直接面对面谈话所得到的真实感受来得重要。初诊的作用不仅在于咨询专业意见，更是要借此机会去发现彼此能否沟通，对于疾病本身或是未来治疗的想法有无共识，这是用以决定是否选某位主治医师的关键因素。这个遴选主治医师的过程讲起来跟男女相亲择偶有着异曲同工之妙，毕竟都是足以影响一生的抉择啊！

一个完整且良好的治疗计划应建立在主治医师及患者彼此相互信赖的基础上，医师与患者有着良好无碍的沟通绝对有利于顺利地完成疗程，促使疗效达到最好。再者，与不同的主治医师会谈之后，患者及其家属亦能从中增加自己对于疾病的认识，有助于日后能够全力配合主治医师的治疗计划，并且相信可恶的癌细胞必定能被自己万中选一的主治医师给歼灭掉。

▶ 3. 如何当个坚强的患者

在这场恐怕是人生最艰难的"战役"里，已经有最精良的"装备"、最优秀的"主帅"，但有一个坚若磐石的主战场也是不可或缺的必要条件。"身心状况"就是这个战场，正如前面所提到的这是一场患者与主治医师共同对抗癌症的战争，想要确保治疗的成功，患者本身不可以也不应该放任自己陷入自怨自艾、愤世嫉俗、消极的负面情绪里。为了救自己、为了打赢这场仗、为了早日回归到生活的正轨，患者唯一要做的就是全力以赴，用尽一切力量地乐观思考、积极进取，让自己的身心随时保持在最佳状态。

以下谨提供一些在化疗期间非常有用的励志小语及生活小贴士——

铲除这个不时兴风作浪的"坏东西"4个步骤——**面对它、接受它、处理它、放下它**。

把癌症治疗当作是人生中的一个小插曲，反正天还没塌下来，没什么大不了的。充分授权主治医师，完全遵照主治医师的指导意见接受治疗，既然他是自己挑选的，就相信他。尽量使用任何可以缓和化疗不良反应的辅助药品，例如止吐药、营养针等，即使需要全额自费，钱也要花在刀刃上。除了生食之外，想吃什么就吃什么，能吃什么就吃什么，人生难得可以如此放纵啊！在疗程空档的休息阶段，尽可能地宠爱自己，吃喝玩乐，让自己彻底放松，高高兴兴。找个自己很喜欢而且不太累的运动，坚持到底。

▶ 4. 患者家属要如何提供最佳的后勤补给

既然已经买好"装备"、雇好"主帅"，连"主战场"也选好了，为了避免将来后悔莫及，患者家属也应该振作起来好好扮演协助者的角色。这个责任其实很艰巨，不仅要为患者提供日常生活的护理，还要给予患者延续生命的力量。患者家属要给患者力量，那谁来给家属力量呢？那就是爱。

一个称职的协助者必须有着上得厅堂、下得厨房的本领，除了给予患者心灵上的支持与依靠，还要负起改善住院生活品质的责任。至于如何创造一个温暖舒适的住院环境，笔者有几个亲身经验可供分享——

- 每次住进一间新病房，先来大扫除暖身；也可以利用一些辅助用品，例如茶树精油、香水、鲜花等，改善病房的整体视觉与嗅觉氛围。

- 除了必备的书本、报纸、杂志、零食之外，尚可充分利用医院所提供的免费无线网络，随身携带的平板电脑、手机、游戏机等，甚至还可以随时随地网络购物。一般而言，书店、便利商店以及咖啡馆是医院里最容易提升住院品质的场所，请多多利用。

- 如果行有余力，可以花一些时间阅读简单易懂的癌症书籍，充实相关医学知识，绝对有益于协助患者顺利度过抗癌岁月。

文／康欣如

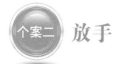

前臂和肋骨疼痛是首先被注意到的征兆，母亲经过 3 个月频繁进出各医院的骨科、神经内科，却意外在疼痛科的一次胸部侧面 X 光检查中发现肺部有大片阴影，1 周后即被确诊为肺癌第四期。医师宣布时，家人含悲相视，彼此间默默无语。

我并未立刻理解这个消息的含义，一开始只是震惊，似乎所有的感官都被麻痹了，像洗澡或游泳时，耳朵偶尔进了水，外界的声音变得朦胧了一样。而后几天我才渐渐意识到这是一个无可转圜的既成事实。

征得父母同意后，在国外求学的哥哥，立即中断学业回家，弟弟也搬回家住，准备陪母亲抗癌。非常庆幸的是母亲生病时我尚未进入职场，也不需要为生活费用烦心，得以全心全力陪伴母亲走过人生最后一段。癌症的悲剧不仅要以直接受影响的患者多寡来衡量，每位患者背后都有许多照顾者，他们的生活再也不同以往。

▓ 找一位值得信赖的医师，是患者首要面对的难题

哥哥回国前，我们带妈妈到表哥任职的 A 医院就诊，很喜欢 A 医院干净舒适的环境，医护人员的态度也很好，又有表哥就近照顾，心想这应该是最好的选择，但在治疗将近 4 个月后，哥哥却坚持转到 B 医院。

起初我与哥哥意见相左，不希望母亲在病情稳定时贸然转院，何况 B 医院没有熟识的医师，又耳闻那是一个"重关系"的医院，所以对于转院非常抗拒。哥哥希望转院的主因是 A 医院等候检查的时间过长，尤其是胸部计算机断层扫描（CT）和 ETC 骨扫描，都要等待 10～14 天才能检查，检查后也得等 1 个星期方能看到结果，担心病情因此延误。后来还得由妈妈决定，勤俭的她认为自费的靶向药物费用已让家人不堪重负，再加上 A 医院收费较高，因此同意转院到 B 医院。

在 A 医院很容易找到专治肺癌的医师，而 B 医院的门诊只有胸腔内科，我们挂了一位医师的诊，才知道并非胸腔科医师都能诊治肺癌，机缘凑巧被转给肺癌权威医师治疗。转院过程当中，发生了一个插曲，爸爸认为有朋友帮忙，妈妈会得到比较好的照顾，于是动用各种关系，打算请人到医院找医师"关

心"母亲病情，后来因为哥哥从中干涉没有成功。

我相信人情关怀和收受红包的现象不是无中生有，除了过去的陋习外，真正反映出的问题是：民众缺乏医疗资讯和足够的医患沟通，无法领会、参与或掌握诊疗情况，仅能依赖医师的妙手仁心。历经长期的陪护与观察，我琢磨出一个道理，那就是医护人员应该要有耐心和患者家属通告疗程及病情，与其让家属轮番轰炸式地询问病历资料，不如为其解说治疗计划；患者与家属也要配合医师，了解治疗步骤及其局限，才能减少治病过程中的惊慌失措。

▓ 患者家属充分了解治疗计划，才能有效配合医师，处变不惊

无法手术的癌症患者通常只关心两件事：一是我还能活多久？二是治疗会不会很痛苦？一般人以为死亡是最残酷的，其实更折磨人的是错误的期望。死亡是纯粹而确定的，可是那种不清不楚的感觉和心里残存的一丝希望，才会让死亡像白蚁或细菌一样，不断咬啮腐蚀，将人由内而外吞噬，因为心中的疑问会不停煎熬着你。

若患者知道诊断结果，会希望了解病情的发展，困难之处在于我们不能让母亲对病情有不切实际的期待，又不能让她悲观度日，所以想了很多婉转的说辞让她放心，妈妈的文化程度不高，我们用浅显易懂的语言告诉妈妈治疗步骤，如何观察，如何陈述，医师大部分会做什么处置，等等，通常患者不会过度乐观，只要身边的家人心情平和，患者也会安心许多。

▓ 提升患者的生活品质，是抚慰患者最有效的方法

治疗癌症常见的方法还有偏方和传统疗法的介入。亲友得知母亲患癌后，纷纷贡献出各种偏方。一对夫妻送来一大包看起来像木片的东西，称作"红葫仔头"，言之凿凿地跟爸爸说朋友吃了之后癌症痊愈，父亲因此抱着能治愈母亲疾病的希望。可想而知，父亲与哥哥又为此大吵一架。我并不在意哥哥丢弃爸爸熬煮的草药，因为稍早妈妈拗不过我乞求的眼神，早已喝了两口从庙里求来的符水。

除了求神拜佛，我也坚信传统中药的疗效，尽管西医经常因为不了解药性或为了控制变因而反对。妈妈初期服用易瑞沙合并放射线治疗时，由于射线在照射骨盆时不小心照射到肠子，引起肠肿痛，严重腹泻，完全没有食欲，最后还需急诊住院。服用强力止泻药无法让母亲的生理机能恢复正常，即便止住腹泻了，妈妈也吃不下饭，在无计可施的情形下，我煎了一包中医师开的药，妈

妈喝了之后便觉身体舒畅许多，开始恢复食欲，而后就定期到中医诊所看诊。妈妈也认为复方中药可以同时调节许多生理功能，改善西医治疗的不良反应，提升生活品质。

患者身体的感觉和生活品质是家属觉察疾病严重程度的主要途径，这与医护人员的专业知识有一点差距。治疗一开始，我们对于检查结果略有变化就会很紧张，或是妈妈身体稍有异样，便感到焦虑，但这些改变对医师来说不一定值得担心。印象最深的一次是由于癌细胞无法控制，造成凝血功能异常，当时只知道妈妈容易出血，腿上常有瘀青，可是她会说会笑，能吃能拉，没有太多不适，我们好几次催问医师何时可以出院，发觉医师面色凝重才意识到很可能出不了院，所幸合并的化疗药多给了母亲半年时间。

▓ 时间是世界上最珍贵的商品

死神的威胁让冗长的哀恸变得奢侈。当亲友不幸面临这类问题时，我们能做的大约只有陪伴，纵然陈词滥调和空泛的谎言无法解决真正的痛楚与磨难，不过一双温暖有力的臂膀多少能够分担一点压力。妈妈是个很温和、很合作又很坚强的患者，我们没有花太多工夫调理她的情绪，她有自己的人际圈和生活重心，可以有效转移对疾病的注意力。

所幸，疾病附赠的礼物是让家人愈加亲昵。风清气爽的午后，我们经常陪妈妈到植物园漫步，体能状况允许时，便驱车至近郊赏花踏青，或前往风景区休憩数日，甚至利用疗程间的空档，安排全家同游日本。让你和亲人紧密相连的，不是你们做了什么事，而是你们有幸能够一起度过这些时光。

▓ 悉知病情可能发生的变化，能够随时联系医师，可及时处理危险状况

当身着白大褂的主治医师，身旁跟着若干住院医师、实习医师、护士或助理，鱼贯地走入病房或诊间时，我仔细观察久候的患者及家属眼中的期待，及紧紧跟随医师步伐的目光，那投射出的情感，约莫只有妈祖銮轿出巡、虔诚信众殷殷企盼迎驾的景况方可比拟。我和家人喜欢在候诊时观察这些，说几句刻薄的玩笑话来讨妈妈笑，可是进到诊间，必定行礼如仪，医师在有限时间内的每一句嘱咐，都像我们的苦海明灯，只能一心一意、贯彻始终地照做。

患者所需的养分，不尽来自食物。重症患者都喜欢医师对他们特别照顾，因为患者期待把生命完全交托给值得信赖的医师。医护人员的关心、耐心以及可随时联系和咨询病情（例如有固定的医师助理可供联系与咨询）是很重要

的，我们很幸运，虽然母亲的生命不长，但一路上都有贵人守护着她。

■ 转入安宁病房

确诊后第二次的震撼教育是转入安宁病房前夕。那时母亲的肺癌肿瘤细胞在肝脏蔓延，凝血功能和肝功能都十分低下，各种治疗全然无效，我们像极了困在琥珀里的苍蝇，直到医师建议申请安宁照护。

3年多来，随着母亲病情的好坏变化，家人反复在天堂和地狱间徘徊。当母亲的身体成了她在这世上的监狱，我们被迫面对长久以来的恐惧，转入安宁病房，似乎意味着她想结束挣扎，问题是，我们准备好放手了吗？

我们同意医师说的，病程到了一个阶段停止积极的癌症治疗仍是一种治疗。转入安宁病房，并不如想象的在无奈中等待临终，羸弱的母亲在安宁病房能够使用大型吊床如愿地泡澡，而非只是热毛巾擦拭净身；体贴的护理师教我们在乳液中添加香氛精油帮母亲按摩四肢，舒缓长久卧床的不适。种种细微温柔的呵护，让原本也有些犹豫的母亲在转入第一天就抱怨为何不早早申请安宁病房。

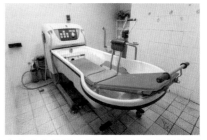
安宁病房使用大型吊床，让患者能够开心地泡澡

当时母亲因为凝血功能异常，血液从大蹈趾甲缓慢渗出形成开放性伤口，趾甲有剥落的危险，外科医师建议手术取下趾甲使创口愈合，却又担心凝血功能低下，术后伤口无法顺利愈合，其感染风险很大。我们评估趾甲手术无益于整个病症的治疗，加上安宁病房的护士愿意花时间细心照顾渗血的伤口，因此决定不做手术，依赖悉心的照料来对抗感染的风险。治疗必定有其局限，而我们只能谨慎小心地缓和死亡必然带来的苦痛，在时辰到来之前，让母亲舒适而尊严地度过。

■ 最大的遗憾是不曾和母亲一起好好痛哭过一场

大多数的事件都要到事后回顾时才看得透彻。在母亲面前，我总是极力忍住哭泣的冲动，拒绝和她商量身后事，每回她想交代，我便赌气离开，任性地把这个责任丢给哥哥。后来妈妈怕我难受，也不肯在我面前表现脆弱。母亲离开后，我才发现最大的缺憾是不曾和她一起痛哭一场，并暗自愧悔，她为我忍下多少不适与情绪。我的建议是，面对癌症患者，不必隐藏泪水和脆弱，狠狠痛哭一场，像淘洗灵魂似的溃堤，就像洗清骨头般舒坦，经历这些也会让人变得更坚强。

当母亲死去，生命在那一刻停止的其实不只是她，排山倒海的悲伤如同大自然的灾难，冲击着尚在人世的亲人。死亡无法提前准备，也没什么节哀的好办法。我们能跟她相处的时间不如我们预期或希望的长，可是总比从来没有好过很多。没有人在一开始就愿意屈从悲伤，总是在无数个伤痛欲绝的日子之后，渐渐领悟，直到你愿意与它和平共处。

▓▓ 哀伤是件奇怪的事，它会突如其来

时光磨钝了悲伤，却未曾耗尽之。思念在胸中掏出一个大创口，一个有破洞的人生该如何继续？恐怕只有那些正在承受的人晓得。在遇到挫折和某个节日时回忆变得更强烈，就像它一直蛰伏着，等待机会爆发出来。我不想停止为妈妈伤心，我害怕当我不再痛苦，她就真的消失了。撰文整理长久铭刻在内心深处的感受，让我了解一个母亲绝不会全然死去，她会永远活在她爱过的孩子心中。

文／高靖旻

PART ① 肺癌的基本知识

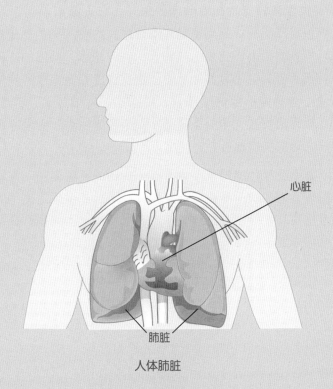

心脏

肺脏

人体肺脏

为什么不抽烟也会得肺癌？只要戒烟就可以降低罹患肺癌的概率？尽快使用靶向治疗效果最好？肺癌的 5 年存活率很低？接下来针对肺癌常见的疑问，给予解答。

症状

Q1 肺癌常见的症状是什么？

A 由于肿瘤本身的生物学特性，早期肺癌只出现一些非特异性的症状，基本上没有感觉，随着肿瘤的生长，它逐渐影响到邻近器官甚至转移，症状才慢慢显现出来。肺癌患者在确诊时，约有70％的患者病灶已经侵犯到其他部位，例如附近淋巴结或远端器官、胸腔积水。肺癌的临床症状会因侵犯的部位不同而有差异，患者的症状不一定反应肺部病变或疾病的严重度，如"咳嗽"可见于各种肺部疾病（感冒、肺结核、哮喘等）；"咯血"反映病灶源于肺部，较易出现在"中心型肺癌"；"呼吸困难"则是呼吸道疾病常见症状，此症状并非肺癌所独有。

然而，症状的严重度也不等于疾病的严重度——某些肺癌患者只是觉得骨头酸痛，以为关节老化或筋骨酸痛，最后却发现是癌细胞转移到骨头。因此轻微症状有可能是癌症的表现，患者觉得是大问题也许只是常见疾病，面对这些症状非专业人员无法分辨，需要胸腔专科医师诊断。

文／赖信良医师、黄健裕医师

Q2 肺癌一定会出现咯血症状吗？

A 日剧《白色巨塔》中罹患肺癌的财前教授便是出现咯血症状。咯血当然是一个警讯，需要立即进行探查，尤其是"烟瘾者"。一般来说，烟瘾越大风险越高，然而肺癌患者并非都以咯血表现，亦可能是咳嗽、呼吸困难、声音沙哑、胸痛、发热或毫无症状，因此是否罹患肺癌无法单凭症状来猜测或以症状套用于疾病上。抽烟者也会因患慢性支气管炎而出现咯血现象。此外，咯血也可因"支气管扩张症"或"肺结核"治疗后发生淋巴结钙化或肺部结核病灶发生纤维化所致。

文／赖信良医师

原 因

Q3 肺癌会遗传吗？

A 截至目前为止，医学界并未发现有任何特定基因会经由遗传直接造成肺癌，但是流行病学研究却显示，父亲或兄弟曾患肺癌的妇女，本身罹患肺腺癌的机会约为无家族病史者的1.3 ~ 2倍；自己的妈妈或姐妹曾罹患肺癌，则危险性提高4倍，肺癌的发生有"家族"倾向。

　　肺癌发生有家族倾向的可能原因之一是"体质因素"。体质会影响一个人是否容易罹患肺癌，打个比方，有人抽很多烟却不会得肺癌，但也有人烟龄不长，却罹患肺癌。差别在于有些人接触了香烟中致癌的前驱物质，因个人体质因素，这些危险的致癌前驱物质较容易在体内转化为致癌物；另一方面则是致癌物进入体内之后每个人对致癌物的清除能力有别，这些致癌物的产生与清除的能力是有可能遗传的。目前医学上已经发现，体内的乙酰转移酶 NAT1、NAT2 这类"解毒基因"，若是属于代谢能力较差者，则患肺腺癌的危险性为代谢力强者的 2 倍。人体接触致癌物后，基因是否容易受伤，进一步成为活化的致癌基因？或是原本具有抑制癌功能的基因是否因而受损，失去抑制癌功能？基因对于遭受伤害的敏感性以及基因受伤后，先天具有的修补功能是否能够有效率地发挥等，也都与遗传因素相关。

免疫系统在正常状态下能够辨识癌化的异常细胞，启动免疫反应，制造抗体及细胞介质，对异常细胞加以攻击、清除。如果免疫能力有缺损，对癌细胞的侦防有了缺口，肿瘤就容易滋长，而免疫能力的强弱，也可能与遗传因素有关。

肺癌无情地打击同一家族成员的另一个原因是共同生活的家人往往有相同生活习惯，及可能暴露在相同的致癌环境中，如吸烟及吸二手烟、吃脂肪含量高的食物、维生素Ａ及纤维质摄取不足、居住在含有高辐射原（如氡）的房子等，都会增加罹患肺癌的危险性。

总之，肺癌的发生是"坏基因加上坏生活习惯或环境"造成的，在现阶段人类的体质无法因医疗措施而迅即获得改善的情况下，宜从改善环境中的危险因子着手，如避免抽烟、勿暴露在二手烟或其他容易致癌环境下、调整饮食习惯、摄取多种类的蔬果，及改变热油煎炒的烹调习惯、下厨时使用抽油烟机、保持通风良好等，都有助于降低罹患肺癌的风险。

文 / 蔡俊明医师

Q4 戒烟就不会罹患肺癌？

A 戒烟越早越好，但肺癌的风险并未降至与不吸烟者一样。过去，人们认为戒烟15年后罹患肺癌风险与不吸烟者一致，但近年研究显示越早开始吸烟，或每天吸烟量越多者，其体内均残存致癌物质，戒烟后罹患肺癌的风险仍高于不吸烟者，而且患肺癌风险随着每天吸烟量增多而递增。

此外，烟龄也占有极重要的因素。例如，每日吸烟量增加３倍者，患肺癌风险仅增加３倍，但烟龄增加３倍却会使患肺癌的风险增加至100倍，因此，如果年轻人或青少年吸烟，将来患肺癌的风险也会很高。

文 / 赖信良医师

Q5 经常下厨又常吸二手烟者，罹患肺癌的概率会比较高吗？

A 是的。流行病学的研究显示厨房油烟也会增加罹患肺癌的危险性，尤其是高温油炸或是热炒，但是近10年大家都使用排烟良好的抽油烟机，而且也改变做菜方式，危险性已大幅度下降。

而二手烟比油烟更危险，不吸烟的人与吸烟的人结婚，患肺癌的危险性会增加 2 ~ 3 倍。在通气不好的环境，如 KTV 或夜店停留整晚，相当于抽 6 ~ 8 根烟。当妻子经常油炸热炒三餐，而丈夫或家人又抽烟，危险性会明显增加。

文／陈育民医师

Q6 患癌者（乳腺癌、大肠癌、食道癌、子宫颈癌）也是肺癌的高危人群吗？

A 并非患癌症，就会增加罹患肺癌的危险性。但是如果患者是因吸烟或吸二手烟患上其他与吸烟相关的癌症（如口腔癌、前列腺癌等），那么，其因吸烟或吸二手烟引起的肺癌的危险性一定很高。

另外，因上呼吸道与上消化道彼此关系密切，如头颈癌、食道癌，那么，再罹患肺癌的概率自然比较高。乳腺癌患者如曾接受放射线治疗，十几年后也有较高的肺癌风险。

文／陈育民医师

Q7 肺癌与饮食有关系吗？

A 肺癌与饮食的关系较不明确，但是有些地区由于饮用地下水（井水）如含砷的地下水，罹患肺癌的概率会增加，尤其是吸烟者，危险性会更高。至于是否可用维生素或抗氧化剂饮食降低患肺癌风险，目前已有研究结果证明是无效的。

文／陈育民医师

Q8 肺癌会传染吗？

A 肺癌是不会传染的疾病，家属可与患者一起生活，正常饮食。但是肺癌患者在接受化疗时，因抵抗力较弱，家属有感冒生病者，宜避免接触患者，以免患者感染。

文／陈育民医师

Q9 肺癌患者的免疫能力较差？

A 所谓的"免疫力"代表人体对自身及外来物质的反应能力，而癌细胞虽是变异细胞如同外来异物，但是癌细胞却是外观正常的"良民"，只是行为"恶劣"而已，无法从外表分辨善恶。癌细胞能逃过人体免疫监测系统，行为具侵略性，能破坏器官，并转移导致人体恶病质而死亡。因此，肺癌患者免疫系统是正常的，只是清除癌细胞方面有了缺口。

许多癌症患者会服用"增强免疫力的健康食品"，然而，免疫力何需增强，只要正常运作即可，事实上，许多与免疫变异有关的疾病（如自体免疫疾病）均因免疫系统过度运作造成。

文／赖信良医师

诊 断 与 治 疗

Q10 肺部肿瘤不能进行切片检查，否则癌细胞会加速转移？

A 一般来说，癌细胞不会因进行切片而扩散，切片检查与癌细胞扩散是两回事。反之，若不及早检查并确定诊断而放任不管，若肿瘤为恶性的则转移扩散的机会将与日俱增。

文／赖信良医师

Q11 肺部出现"肺结节"时，应先做切片检查证实癌症再手术切除？或直接手术切除？

A "肺结节"意指颗粒性变化。

先做切片检查——不少良性病变不需要手术。外科医师于手术前如能确定是恶性肿瘤，可以做完整的术前规划，将癌细胞清除干净。

直接手术切除——若是不需切除的良性肿块，除了"白挨一刀"外，亦有可能伤及胸壁神经，造成持久性的胸部疼痛。此外，外科手术中所撷取的肿瘤样本需送去做"冰冻切片"以判定良性或恶性。由于患者还在手术台上，时间有限，冰冻切片与标准切片的处理程序并不完全相同，冰冻切片的伪阳（阴）性为3%～5%，可能把恶性当作良性，或良性误判成恶性，造成切除不足或过度。

我们原则上建议患者术前先做切片检查（研究显示切片不会增加癌症扩散的机会，也不会影响患者的长期生存），但对于技术上困难、发生并发症危险性高且高度怀疑为恶性肿瘤者，进行手术切除可能是较佳的处理方式。

至于细小病灶（0.4厘米以下），是癌症的概率极低，而且扩散概率极其微小，仍会建议持续追踪，避免不必要的手术。

文／蔡俊明医师

> 注：一般原则，病灶0.4厘米以下，1年后追踪检查；0.4～0.8厘米，3个月后追踪检查，并视情况决定后续检查；大于0.8厘米尽可能确定其原因为何。

Q12 血液肿瘤标记检测是否能诊断肺癌？

A 现阶段没有任何肿瘤标记可以用来明确诊断肺癌，也没有任何肿瘤标记值得用来早期筛查肺癌。临床上常用血液肿瘤标记，除了前列腺特异抗原专门用于检查前列腺组织之外，其他皆无专一特定于单一器官或组织的标记物，因此当血液肿瘤标记异常时，必须借由详细的病史询问、身体理学检查和先进的医疗仪器检查等才能做出正确的判断。

文／蔡俊明医师

Q13 不能手术的患者，可以通过哪些检查取得标本做基因检查？

A 1. 从肺部的原发病灶，或淋巴结、肝脏、肾上腺、骨头的转移病灶（由于骨头检查需经过"脱钙"的过程，极有可能影响基因检测的可靠性，因此，建议放在最后做。）进行"切片检查"。

2. 收集胸腔或心包腔积液，若其含有癌细胞即可借由离心制成细胞块（cell block），进行检测、分析。

3. 从血浆中的DNA或者收集循环血液中的癌细胞进行基因检测以供临床参考。

文／蔡俊明医师

Q14 癌症分期及治疗规划是否有一致的准则？

A 现今肺癌治疗用药及追踪已大致标准化，虽然用药种类多样化，但每一个治疗计划都是经医院内肺癌治疗团队讨论后决定的。例如：第一线靶向药物使用于肺腺癌第IIIB、IV期，而且有表皮细胞生长因子受体基因突变者；若无基因突变则选用化学治疗，常见的药物为健择（Gemzar）、力比泰（Alimta）、紫杉醇（Taxotere）等。若疾病复发之后仍有其他药物可用，"用药选择"不会因医师、医院的不同而有所差异。

文／赖信良医师

Q15 肺癌即便接受治疗，延长生命的效果仍然有限？

A 肺癌患者在确诊时大部分（70%～75%）均不适合手术治疗，即肿瘤癌细胞已经侵犯周边淋巴结或远端器官。但也不用灰心，由于现代治疗技术的进步，尤其是新型化学治疗药物的研发和使用方式的改良，肺癌患者经过适当的治疗后可以延长生命。

另外，建议肺癌患者能够积极接受治疗。患者除非已经体能衰退、营养不佳、长期卧床，否则都不应轻易放弃治疗机会。以我们的经验，第三或第四期肺癌经仔细治疗及照顾，也有 2 ～ 3 年的存活期，目前已有部分晚期患者存活超过 5 年。

文／赖信良医师

Q16 肺癌治疗会很痛苦吗？

A 治疗肺癌的药物药效强，很容易出现痛苦的不良反应，但是，随着第三代肺癌化疗药物以及靶向药物的出现（如健择、紫杉醇、力比泰），药物的不良反应降低了，大部分患者基本上都能承受。

文／赖信良医师

Q17 肺癌患者治疗后是否会再次复发或增加罹患其他癌症的风险？

A 肺癌患者治疗后是否会复发或罹患其他癌症，和患者在接受治疗时肺癌的期别以及其所接受的治疗有密切的关系。以"非小细胞肺癌"患者接受手术切除为例，约有50％的人会复发，而其中愈晚期的患者在手术后复发的概率愈大：第一期患者在手术切除后，约有30％的人会在5年内复发，第二期患者约有50％，而第三期的患者在5年内复发则高达70％。

肺癌患者在手术切除后，除了原先肿瘤会有复发的概率以外，也可能会引发另一个新的肺癌。根据统计，每年发生的概率为1％ ～ 2％。此外，香烟不但会导致肺癌，也是许多其他癌症的共同致病因素，例如口腔癌、食道癌、胰腺癌以及膀胱癌等。因此，吸烟的早期肺癌患者在接受手术切除后，除了原发肺癌有可能复发以外，将来患新的肺癌或其他和香烟相关的癌症的概率，都比一般人高。

此外，放射线以及化学治疗药物本身也可能致癌，因此，曾经接受放射线治疗或是化学治疗的患者，将来患某些和放射线或化疗药物相关的癌症（例如血癌）的概率，也会比一般人高，但是因为这些癌症大约都有数十年的潜伏期，因此这个议题对儿童癌症患者比较重要，对大多年长的肺癌患者而言，其实不要紧。

文／邱昭华医师

Q18 何谓早期肺癌？

A 第IA期肺癌指肿瘤为3厘米以下，没有其他转移现象，然而从预后的观点来看即便第一期也不能算早期肺癌，因为一旦肿瘤超过1厘米（0.8厘米）就有转移的可能。

根据临床的资料显示，肺癌在1厘米时以手术切除，其治愈率为85%～90%；2厘米手术切除则为70%～80%；3厘米则下降至40%～50%。因此，肿瘤应小于1厘米才算是早期肺癌。

文／蔡俊明医师

Q19 何谓晚期肺癌？

A 近年来，每年台湾死于肺癌的人数超过8000人，占癌症死因第一位，而70%～75%的肺癌患者确诊时皆属于晚期肺癌（第三期或第四期）。

所谓的"晚期肺癌"是指癌细胞侵犯邻近淋巴结或胸膜（此属于第IIIB期或称局部晚期）或癌细胞转移至骨头、脑部或肝脏等远处器官（此属于第四期）。然而，晚期肺癌并不意味着癌症末期，只要经过适当治疗及调养仍可维持好几年。此外，在治疗过程中因新药的研发与不良反应的预防，仅极少数患者会出现重大不适或严重不良反应。由于肺部组织无痛觉神经支配，肺部肿瘤并不像其他部位肿瘤引起疼痛不适，除非转移到骨头或压迫到附近组织造成其他症状，如咳嗽、胸痛等。目前常使用的药物包括健择、紫杉醇、诺维本、艾素等，再搭配顺铂合并使用，便能有效控制晚期肺癌。若想使药物治疗发挥一定效果，患者营养摄取要均衡，方能维持体能，如此才会有好的治疗成效。

文／赖信良医师

由于靶向药物的问世，有些晚期肺癌患者在适当的药物治疗下，可以存活5年或更久，并且有良好的生活品质，晚期肺癌不一定是绝症，所以不必因癌症的期别高而沮丧，积极配合医师进行合适的治疗才是最佳对策。

文／蔡俊明医师

Q20　面对媒体报道最新治疗方式应如何看待?

A 人们经常在报刊上看到有关肺癌的最新治疗方式，患者若想进一步了解应与主治医师讨论，而胸腔专科医师尤其主治肺癌的医师更应了解治疗的最新趋势。我们相信绝大多数的主治医师针对每位肺癌患者的治疗计划，都是经过审慎评估的，因此，患者在治疗过程中应与主治医师充分配合，医患之间互相信任，治疗效果才会更好。

文 / 赖信良医师

手 术 治 疗

Q21　肺癌外科手术需住院多久?

A 肺癌手术的住院天数大体上与患者体能状况、共病状态（临床上有无并发其他全身性慢性疾病，如高血压、糖尿病、慢性阻塞性肺疾病等）、所施行的手术及术后有无发生并发症有关。

以医疗常规而言，术前准备需 1～2 天，手术当天不算的话，无并发症的传统肺叶切除术需 5～7 天照护；如果使用微创或内视镜肺叶切除术需 3～5 天；较简单手术（如肺楔形切除手术）可少住院 1～2 天（3～5 天）；复杂手术或共病较多体能状态较差患者会多住 2～3 天（总计 8～10 天），如果发生并发症则视其状况需多住 5～14 天；若不幸发生严重并发症需转入重症监护病房者，其住院天数则可能数月或更长。

文 / 吴玉琮医师

Q22 肺癌外科手术后应注意的事项？

A 肺癌手术后1~2周体力就会逐渐恢复正常，在此之前应维持均衡饮食，并避免去公众场所或人多的地方以避免感染。此外，可持续进行手术前呼吸治疗师所教导的深呼吸及咳痰训练，及从事简单的肢体伸展运动。至于手术切除所导致的长期肺功能损失，则与切除的肺组织量相关，依手术大小会永久损失10%~30%的肺功能。手术后一般会产生轻至中度的伤口疼痛及麻痹感，麻痛的位置与手术切口所涉及的肋间神经分布有关，不一定在伤口周围。疼痛及麻痹感持续的时间则因人而异，一般而言会持续数周至数月，少数患者其疼痛及麻痹感可能长达数年，可使用口服或局部镇痛剂解除症状。剧烈的伤口疼痛比较少见，使用微创手术可降低伤口剧烈疼痛发生的概率。

至于手术后要等待多久才能搭乘飞机长途旅行则没有定论，正常情况下机舱内的空气压力大约相当于2000多米高度的大气压，因此只要手术后同侧所余留的肺叶能够代偿性膨胀填补切除后的空腔，并且患者体力及肺功能可以承受这个高度的飞行，并无特殊的时间限制。

手术后也常会发生咳嗽现象，严重时会导致声音沙哑或胸部疼痛。引发的因素很多，常见的如麻醉插管造成上呼吸道创伤，患者肺功能不全痰液过多过稠清除不掉所造成，少数患者会出现淋巴廓清造成的声带神经麻痹，胸腔积液或其他因素造成的肺部扩张不全，罕见的如支气管胸膜瘘或肉芽增生造成的发炎等。排除可矫正的因素后，有些患者还会有不明原因的咳嗽，可以使用较强的镇咳药物解除症状，通常持续数周后慢慢缓解。

手术前就非常紧张的患者，手术后部分患者会出现短暂性类似创伤综合征的症状，如焦虑或失眠等。此时亲友的关爱、适当的运动并维持正常的社交活动可以有效消除这个症状，严重时可以寻求专业的心理治疗。

文／吴玉琮医师

Q23　化学治疗的不良反应很难忍受?

A 以往对癌细胞的生物特性了解不多,无法精算药物剂量,化疗时易出现掉发、恶心、呕吐、疲倦、腹泻、肌肉酸痛、口腔黏膜破损、食欲不振等不良反应。如今,由于医学的进步,化学药物的不良反应下降了,加上专业医师水平的提升,在给患者配量药剂时,能精算并微调药物剂量,有效减轻了患者的痛苦。

目前针对常见的不良反应已研发出有效的治疗方式。例如,防止呕吐的药物可使用 serotonin 受体抑制剂与类固醇搭配,可减低呕吐的概率。由于白细胞数减少造成感染也是患者的一大隐忧,使用欣粒生(G—CSF)也能立即发挥白细胞增加的效果。食欲不振、口腔黏膜破损也能给予药物或经口腔漱口方式改善。因此接受化学治疗未必会出现不良反应,患者不需担忧,免得惶惶不可终日,请安心让主治医师治疗。

文 / 赖信良医师

而使用力比泰(Alimta)的患者,给药 1 周前每天口服叶酸 400 微克,每 9 周(约 2 个月)注射维生素 B_{12} 一次,可明显降低化疗药物的不良反应,并可持续使用到停止化学治疗后的最后一个剂量为止。

文 / 蔡俊明医师

Q24 靶向药物对哪些患者有效?

A 癌细胞EGFR有突变（尤其exon19缺损或是exon21有L858R点状突变）的患者，使用表皮生长因子受体酪氨酸激酶抑制剂（EGFR-TKI），如易瑞沙（Iressa）、特罗凯（Tarceva）、阿法替尼（Afatinib）效果特别好。

文 / 陈育民医师

而克唑替尼胶囊（Crizotinib、Xalkori）则对有 ALK 基因变异的患者有良好的治疗效果。

文 / 蔡俊明医师

Q25 运用靶向药物治疗不良反应较轻? 效果较佳?

A 靶向治疗是针对已经明确的致癌位点来设计相应的治疗药物，药物进入体内会特异地选择致癌位点发生作用，不良反应较轻。例如：肺癌用的靶向药主要影响上皮细胞，所以可能引起皮癣、指甲沟炎、腹泻；一般情况下不会引起白细胞减少、贫血等一般化疗所引发的不良反应。

靶向治疗的不良反应与治疗效果不一定有关系。但是，使用表皮生长因子受体酪氨酸激酶抑制剂（EGFR—TKI）引起皮疹的患者，治疗效果可能较佳。

文 / 陈育民医师

Q26 靶向治疗可以根治肺癌吗?

A 虽然没有证据显示靶向药物可有效根治肺癌，但是有些患者在使用靶向药物后，肺癌得到了有效的控制。

文 / 陈育民医师

Q27 需在意别人的治疗用药及存活期吗?

A 患者之间互相讨论、交换心得,彼此间互相鼓励有很大的好处。然而,肺癌治疗准则在全球皆已标准化,若有差异也只是身体状况、年龄,及个人对治疗的看法的不同,因此不同肺癌患者在用药的剂量与治疗的时间上会有所不同,所以不必因彼此间用药差异而心存顾虑,若有疑问应主动请教主治医师。

存活率只是一个平均数值,彼此间差异很大,无法衡量。因此,讨论能活多久不仅是自寻烦恼,而且患者个体之间能活多久也是无法比较的,重点在把握治疗机会,心平气和地活在当下。

文 / 赖信良医师

Q28 肺癌晚期一定会很痛苦?

A 传统观念认为癌症患者均会在痛苦中离开,这多半是受到小说、电影情节等影响。肺癌患者多半是因癌细胞转移到骨头,才出现疼痛现象,即便出现疼痛的症状,目前也有许多有效缓解的药物。一般来说,借由药物的辅助治疗,疼痛状况大多能获得改善。

绝大多数恶性肿瘤患者均因癌性恶病质而丧失生命,恶病质乃因癌细胞转移造成重要器官功能丧失,如心、肺、脑、肝功能的丧失,患者继发感染、营养不良等。

文 / 赖信良医师

Q29 肺癌日后追踪与常见检查项目有哪些?

A 肺癌患者在治疗后应该如何追踪,其实并没有统一的共识。以早期肺癌患者接受完整手术切除为例,目前的建议是2年内每3个月复查1次;第3~5年,则改为每半年1次;5年以后,建议每年复查1次。

每次复查的项目则有差异,主要包括胸部电子计算机X射线断层扫描(CT)或胸部X光片;是否要定期进行全身骨扫描以及头部CT造影或磁共振造影,则视患者的期别及疾病复发的概率决定,还要考虑检查本身所带来的危害,例如:CT以及全身骨扫描,都有一定的辐射暴露,对已经手术根治的患者而言,在复发危险期过后(5年)应该视为接近正常的健康者,应该注意每年所接受的辐射总剂量。

另外,早期发现疾病复发是否能改变最终的预后,也是必须考虑的。以NCCN(美国国家癌症资讯网)肺癌诊治共识为例,其规定其实更为宽松,建议患者在手术后前2年,每6~12个月回医院做问诊、理学诊疗以及胸部CT,以后则改为1年1次即可。至于非手术治疗的肺癌患者,因为将来复发的概率甚高,通常需要更密集的追踪检查。例如:第四期肺癌患者在完成固定疗程的化学治疗后,则会建议患者每月复查1次。

文／邱昭华医师

Q30 肺癌手术后或接受药物治疗时，需定期接受 CT、磁共振或核医学等影像检查吗？其辐射量是否会对身体造成不良影响？

A 早期肺癌患者施行手术切除病灶后2年内，需要每3～4个月进行CT追踪一次，之后每半年再追踪一次，5年后则每年追踪一次；至于无法接受治愈性切除而接受化学或放射线治疗的患者，大概在每个治疗疗程结束后约每3个月接受定期CT、磁共振或核医学影像检查评估治疗的反应。除此之外，如果有新的症状出现，怀疑疾病恶化或转移，亦可缩短追踪检查的间隔时间。

癌症患者有别于接受癌症筛检的健康人，若过度担心辐射量而未能依医师建议进行影像追踪检查，有可能错失发现疾病恶化或转移并适时给予有效治疗的时机，对健康及生命的威胁反而更大。

文／蔡俊明医师

表1-1 肺癌手术后进行复查的相关要求

接受手术切除者	复诊日	CT 检查
	术后 2 年内	
每 3～4 个月		✓
	术后 2～5 年内	
每 6 个月		✓
	术后 5 年后	
每 12 个月		✓

注：以上追踪检查依患者的病情、年龄、身心状况及分期等而有所差异，都应经由医师评估后方能给予最适合的检查项目。

表1-2 非手术患者进行复查的相关要求

接受化学或放射线治疗者	复诊日	CT 检查	磁共振造影
每 3 个月		✓	✓

注：以上追踪检查依患者的病情、年龄、身心状况及分期等而有所差异，都应经由医师评估后方能给予最适合的检查项目。

Q31 肺癌患者能否接种肺炎与流感疫苗?

A 肺癌患者跟其他癌症患者一样,都属于免疫力低下的群体,因此他们患肺炎或流感并发重症的概率比较大,建议肺癌患者应定期接种肺炎与流感疫苗。肺炎链球菌疫苗是抗细菌疫苗,有10年以上保护效果的疫苗为"13价肺炎球菌结合疫苗",而流感疫苗则需每年都接种。

值得一提的是,如果晚期肺癌患者正在接受化学治疗,因为其免疫力较低,因此在注射疫苗之后,能够产生有效的免疫力的机会在理论上较一般健康人低。此外,疫苗若属于减毒活疫苗则在化学治疗期间不宜接种。

文／邱昭华医师、蔡俊明医师

Q32 刚诊断为肺癌,家属及患者需注意的事情有哪些?

A 患者要适时调节心理状态,保持乐观,工作方式也需调整,为了迎接未来的治疗计划,整个家庭成员的生活步调将会有所改变,此时需要所有家庭成员给予精神上的支持与鼓励,因此不用逢人便告知家中有人罹患肺癌、如何治疗等,以免招来太多关心,如此将有接不完的电话与访客,家属或患者将不得安宁。在治疗阶段,家属最好帮患者接电话,请对方尽量长话短说,也让访客了解患者需要休息。

文／赖信良医师

Q33 家属、朋友至病房探访时应注意哪些事项?

A 当亲友前往探视时，难免询问病情及诊断过程，由于患者刚经历一番煎熬，若让患者一再诉说前因后果，有如再历经一场诊断过程，心情将会很糟糕，而且重复诉说将让患者无法面对问题并好好地接受治疗，导致个人心境无法跳脱患病的"悲惨"过程。

因此，探视时请尽量不要追问细节，并给予患者正面鼓励，多问毕竟无法改变疾病的事实，鼓励患者放宽心胸接受治疗反而比较实际。

文 / 赖信良医师

Q34 对亲友的关心如何回应?

A 亲友、同事或邻居除了表示关切病情以外，常会提及听说别人的治疗用药、疗效，或提供一些饮食调养配方、网上介绍的药物或某种特殊治疗。他们的想法也许基于善意，但太多的信息常会令人无所适从，反而心烦意乱，徒增烦恼而已。此时，家属可以告诉对方："谢谢关心，患者已经有妥善的治疗计划。"

文 / 赖信良医师

Q35 摄取食物越营养，肿瘤长得越快?

A 癌细胞增殖诚然需要适当的营养供应，但人体需要的体能及热量、器官功能的正常运作、免疫系统的运作更需足够的营养。因此不需担忧足够的营养将使肿瘤生长更快，尤其是患者在接受治疗中，更需补充均衡的营养。

癌细胞生长不因患者不吃或减少进食量而减缓增殖，因癌细胞自有一套跳脱正常生长的调控的机制，其不受节制的生长正是癌细胞的特色。若正接受治疗的患者，正是与癌细胞抗争的紧要阶段，必须摄取足够且均衡的营养方足以提供机体能量对抗癌细胞。

文／赖信良医师

Q36 患癌后吃素有益身体健康?

A 素食所摄取的营养较不均衡，癌症治疗期间需摄取足够且均衡的营养方足以应付治疗。肺癌治疗期间常因药物的不良反应导致食欲下降，蛋白质摄取不足反而更增加治疗的困难度，治疗的时间将受到影响，例如，患者因营养不良而致体力衰弱，使得康复能力下降而延误定期治疗（如化学治疗）。

文／赖信良医师

Q37 化疗期间不能生食，水果一定要买可以剥皮的吗?

A 由于化疗期间可能造成白细胞减少，免疫力低下，进而容易出现感染的问题，因此必须特别注意食物的卫生及安全，以降低感染的风险。建议水果清洗后削掉外皮再食用。

文／吴柏姗营养师

Q38 水果该怎么清洗才算洗干净?

A 水果食用前以大量清水冲洗即可,用盐水或清洁剂清洗并没有较好的杀菌效果。

文／吴柏姗营养师

中 医

Q39 肺癌治疗若能采用中西医结合疗法更能发挥效果?

A 许多中草药因疗效成分不明,剂量不易精确计算,加上缺乏具体临床资料为佐证,对不同状况患者也不容易给予正确的使用剂量。

而肺癌患者若接受化学治疗或放射线治疗,医师的角色除了负责治疗计划及追踪外,还需解决一切治疗中的问题,使用的药物若太复杂则不易厘清患者的问题是因治疗所造成的不良反应或疾病本身的变化,或其他药物的相互作用所致。

举例来说,当肿瘤缩小时,到底是治疗的效果? 还是中药的功效? 这很难去界定,但患者一定觉得只要对治疗有效就好,何必管它是哪种方法产生的效果。医师当然也乐见每位患者均能有满意的疗效,不幸的是在临床上常出现中西医结合疗法产生不良反应,如感染、白细胞减少、肝功能或肾功能受损伤,这些问题将造成患者的困扰,以为中药较温和应不会有不良反应,大部分的问题应是化学治疗药物引起的,这将引起医患关系紧张。因此我们建议患者若要使用中药,应先与主治医师讨论,在医师能提供较完备的治疗方案后,再使用中药治疗也较安心。

另外,近年来新的药物对肺癌的治疗有很好的效果,我们应考虑混合使用的结果会不会降低原有的疗效外,还要考虑新药产生的不良反应。

文／赖信良医师

Q40　百合真的具有润肺保肺的功效吗?

A 百合是最能体现中国医学"药食同源"观念的食材，具清肺润肺、清心安神、润肺补心、养阴清热、益气调中、清热止咳等药性。

虽然它既是药材也是食材，但不应混淆食物与药物。除非经专业医师依据病情开具相关处方，否则不可乱用。一般人只需享受百合与其他食材搭配的美味，无须刻意追求滋补疗效。值得一提的是，本品无论当成药物或食品，都属于寒润之物。有风寒咳嗽、脾胃虚寒、大便滑泄症状的人，食用时反而需要特别留心。

文／吴大鹏医师

Q41　据说冬虫夏草、燕窝等可滋阴养肺是真的吗?

A 从药性上说，这句话是对的。但是从应用上说，如同所有的药物，使用的时机与份量必须掌握。需要注意的是，有特定症状时，服食这些药材可能适得其反。

从经济上来说，同样功效的药材，几乎都能找到替代品。不需要为了迷信疗效而执著于冬虫夏草或燕窝这类价值不菲的"圣品"。

另外，现代人摄取营养的方式比古人多得多。如何让各种营养都均衡，其实比强调补充特定饮食更为重要。

文／吴大鹏医师

Q42　有养肺的好食材或保健食品吗?

A 中医的观念里，人体健康是一个整体均衡的状态，并不鼓励只让肺部强健，而忽略其他脏腑的保健方式。长期服用特定疗效的食品药物，甚至经过现代生物科技手段让成分浓缩的保健食品，也要考虑过量的反效果。

我们应该建立的观念是，人体过度耗损后，才利用药食补救，这只会事倍功半。因此，任何强调可以养肺的食材或保健食品，都不如养成不吸烟、均衡饮食与正常作息的生活习惯。

文／吴大鹏医师

PART ② 认识呼吸系统

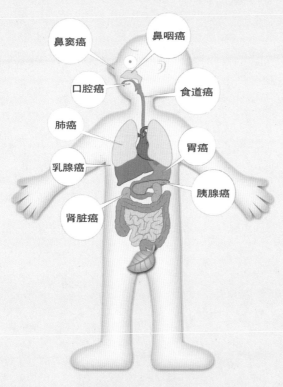

鼻窦癌　　鼻咽癌

口腔癌　　食道癌

肺癌

乳腺癌　　胃癌

　　　　　胰腺癌

肾脏癌

二手烟对人体的危害

关爱你的呼吸系统

　　氧气是我们生活中不可缺乏的元素，而要将大气中的氧气吸收到身体里面来，再经由循环系统输送到全身，所依赖的就是精密的"呼吸系统"。呼吸的这个过程，就是把大气中的氧气吸收到身体里，再将体内制造出来的二氧化碳排放到大气中的过程。

人体呼吸系统

　　人体的呼吸系统，从鼻腔一直到肺，会经过许多部位，但基本上可以简单地区分成上呼吸道以及下呼吸道两个部分——

　　上呼吸道包括鼻腔、口腔、咽喉等部位。鼻腔里有鼻毛可以过滤吸入的颗粒杂质。在咽喉部的会厌软骨是气管外的一个重要保护构造，在吞咽食物时会厌软骨会盖住气管入口，让食物吞入食道避免进入气管。而覆盖在鼻腔、咽喉的黏膜可以让吸入的空气变得潮湿且温润，黏液也可以捕捉较小的

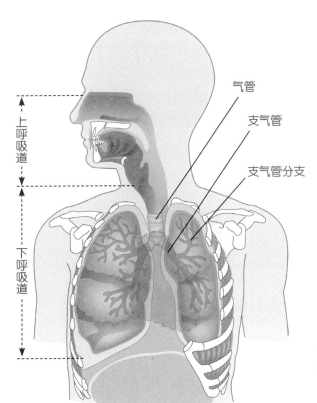

图 2-1　人体呼吸系统

颗粒杂质，然后再经由纤毛协助排出。总的来说，上呼吸道是把吸入的空气进行过滤、潮湿化以及加热。

下呼吸道包括气管、支气管、支气管分支、肺泡等，功能是将气体导引到终端的肺泡进行气体交换。

▶ 认识肺部构造

人的肺脏位于胸腔，左右各一，其中右肺分成上叶、中叶、下叶等，形状较宽、短；左肺分成上叶、下叶，由于心脏也占据此胸腔的位置，因此左肺较窄长、小。

肺脏的外层被胸膜所包围，胸膜又分为两层，紧贴着肺脏的是脏层胸膜，靠外侧贴着胸壁的是壁层胸膜，而脏层胸膜及壁层胸膜中间的空隙是胸膜腔，胸膜腔里的液体就是胸膜液。我们可以想象把吹大的气球放到玻璃瓶中，玻璃瓶代表的就是我们的胸壁，内面贴着壁层胸膜；气球代表的是被脏层胸膜包着的肺脏；玻璃瓶以及气球之间的空隙就是胸膜腔，由壁层和脏层胸膜环绕。

肺部的构造包括支气管、支气管分支、肺泡等。支气管、支气管分支将气体引导到终端的肺泡，在肺泡有丰富的微血管可以进行气体交换，让氧气进入血液中，也让血液中的二氧化碳进入到肺泡里，再经由支气管分支、支气管、气管、上呼吸道，排出体外。

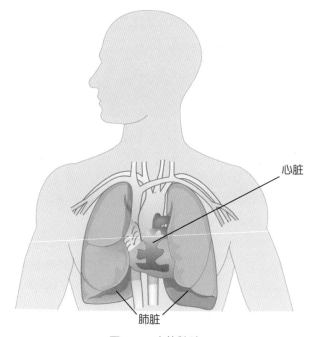

心脏

肺脏

图2-2　人体肺脏

认识气管与支气管、肺泡

- **气管**：气管是连接喉部与肺部的通道，也就是说，当我们由鼻子或嘴巴吸入空气，会经过气管和支气管送达肺部。

- **支气管**：支气管是气管的分支。支气管末梢又分支为许多小管，最终成为细支气管。

- **肺泡**：肺泡是支气管远端囊状的组织，被送进肺部的空气中所含的氧气和血液中的二氧化

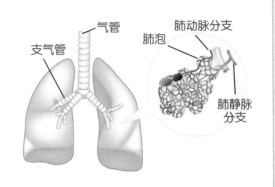

图 2-3　人体气管、支气管与肺泡

碳，在肺泡内进行交换。成人的肺泡数量约 3 亿个，张开来约有一个网球场大小。每天进出肺部的气体相当于一个标准游泳池的容积。

呼吸系统健康处方

呼吸系统是机体接触呼吸气体的"前沿阵地"，因此对于我们呼吸时会接触到的烟雾、灰尘、污染气体等也是受害最大的器官。现代生活中，对呼吸系统影响最大的莫过于香烟。香烟燃烧会产生焦油等无数种化合物，这些化合物进入呼吸系统会造成组织损坏以及诱导癌症的产生，而这些化合物也会进入肺泡的血管中然后影响身体其他器官。现代研究表明，香烟与全身许多器官的癌症有关，因此，要让呼吸系统健康，最重要的是不抽烟。瘾君子请不要以为自己抽烟跟其他人没有关系，因为二手烟同样会对身旁的家人、小孩、邻居、亲友、同事等造成影响。而没抽烟的朋友也应极力劝导身旁的人不要抽烟，因为二手烟正默默地损害你的身体。

另外，现代生活中的空气污染或吸入一些化学物质也会影响呼吸系统。例如吸入石棉与间皮瘤有关，而长期大量吸入粉尘可能造成尘肺、矽肺等。因此，为了呼吸系统的健康，应该尽量避免这些污染源或化学物质，或做好适当防护措施，例如戴口罩等。

此外，空气中亦有许多的致病原如细菌、病毒等，吸入这些病原体常常造成呼吸系统的感染。现在常见且重要的病原体已有疫苗预防，例如流感疫苗

以及肺炎链球菌疫苗。年长或年幼的人，以及患有重病或慢性疾病的高危险人群，应由医师评估定期施打疫苗。同时，在疾病流行期间应避免接触患者或到疫区。

除此之外，瘾君子、患有慢性肺病或有肺癌家族史的人，应每年接受胸部 X 光片检查。而定期接受健康检查也很重要，一般来说，**40 ~ 65 岁的人群应每 3 年接受健康检查 1 次，65 岁以上应每年接受健康检查**，以便及早发现可能的**呼吸系统疾病**。

想要维持呼吸道健康，除了上述的注意事项之外，必须维持良好的个人卫生习惯——有感冒征兆时应戴口罩避免传染他人；打喷嚏、咳嗽时，应用手帕、卫生纸、衣角遮住口鼻；若双手沾到分泌物时，应用肥皂洗手。

文／吴杰鸿（胸腔肿瘤科主治医师）

二手烟对人体的危害——癌症、心血管疾病、呼吸道疾病

香烟对人体造成的危害几乎已经是全球共识，可说是全民公敌，但对于二手烟尚未有共识。虽然目前许多公共场所禁止吸烟，然而并无强力取缔之策，仍然有人吞云吐雾，旁人只好能避则避。虽然很多商场划分了"吸烟区"与"非吸烟区"，但仍共用一个空调系统，因此，不吸烟者仍然暴露于香烟的危害中。

那么二手烟危害有哪些呢？二手烟乃是香烟燃烧后被吸烟

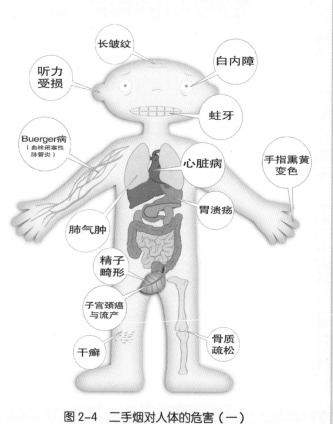

图 2-4　二手烟对人体的危害（一）

者吸入后又呼出的烟雾加上香烟自燃产生的烟雾之总和。由于香烟外侧自燃的温度小于中心点（约 600 ℃），故能释放出未完全燃烧的物质。因此二手烟所含的化学物质约有 4000 种，其中 50 种以上经证实为致癌物质，另有一些对胎儿发育及成长有害。

二手烟的致癌物有苯、4- 氨基联苯、2- 苯氨、镍、钋 -210 等。事实上二手烟所含致癌物质甚至比吸烟者吸入的致癌物质还多；美国环保署将此种二手烟所含物质归类为"甲级致癌物质"。

据统计，不吸烟者若在有香烟危害的环境中工作 8 小时，约等于自己吸了 6 根香烟。但由于环境中二手烟的危害很难评估及监测，因此发展出来的监测方式均有可能低估了实际伤害的严重度。

此外，据研究显示，**长期暴露于二手烟者较容易患肺癌、食道癌、鼻咽癌、肾癌、口腔癌、胃癌、鼻窦癌、乳腺癌、胰腺癌；或诱发心血管疾病，或呼吸道疾病，例如哮喘、下呼吸道感染。**故现在肺癌患者日益增多，尤其是女性肺癌患者大多为不吸烟者，推测部分原因可能是暴露于二手烟。

文 / 赖信良医师

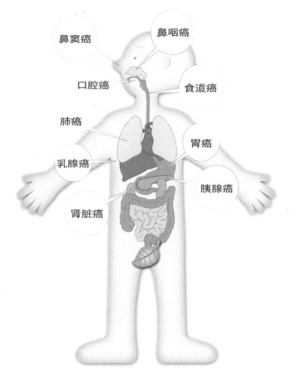

图 2-5　二手烟对人体的危害（二）

PART ③ 认识肺癌

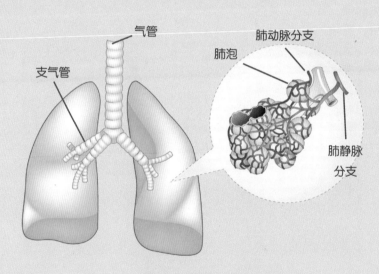

人体气管、支气管与肺泡

彻底解析肺癌

在台湾，每 4 个人中就有 1 个死于癌症，每 5 个因癌症死亡的人中就有 1 个是肺癌患者，每年因肺癌离开人世的人数超过 8000 人，占据十大死因第一位。不论男性还是女性，肺癌都排在癌症死因的首位。

肺癌的流行病学

肺癌是一个全球性的重大疾病，亚洲尤然。根据一份 2008 年的全球统计资料，全球每年确诊的癌症人数约 1400 万人，仅亚洲就有 610 万人，其中全球肺癌人数约 160 万人，发病率为 12.7%，而亚洲的肺癌人数为 87 万人，发病率为 14.3%。虽然肺癌的发病率不是很高，却是死亡率排名第一的癌症：每年全球肺癌的死亡人数约 140 万人，亚洲超过 75 万人，分别占全球和亚洲癌症死亡率的 18.2% 和 18.5%。相对其他癌症，肺癌的治疗更加困难，超过 80% 的患者终会因肺癌而死亡。

全球超过一半（51.3%）的肺癌患者集中在亚洲（图 3-1），包括日本、韩国、朝鲜、中国、新加坡等国家，高发地区则在东南亚。每 10 万人中约有 36 ~ 68 人患癌。男女的发病率是 1.78 ~ 2.45∶1，死亡率则是 2.03 ~ 2.85∶1。

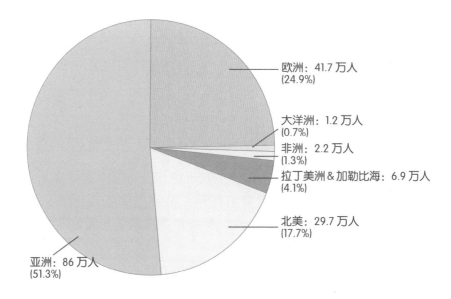

欧洲：41.7 万人
(24.9%)

大洋洲：1.2 万人
(0.7%)

非洲：2.2 万人
(1.3%)

拉丁美洲 & 加勒比海：6.9 万人
(4.1%)

北美：29.7 万人
(17.7%)

亚洲：86 万人
(51.3%)

图 3-1　全球肺癌发病率分布图

根据预测，2008 ~ 2020 年，亚洲地区的肺癌发病率将增加 39%，死亡人数将超过百万。

肺癌的分类

2004 年 WHO（世界卫生组织）公布的肺癌类型，大致可分为以下几类：小细胞癌、鳞状细胞癌、腺癌、大细胞癌、腺鳞癌、肉瘤样癌、类癌瘤以及唾液腺癌。其中，因为小细胞肺癌和其他所有肺癌的治疗方法有很大的不同，所以除了"小细胞肺癌"，其他肺癌统称为"非小细胞肺癌"。

另外，近年来国际上 3 个最重要的胸腔以及肺癌相关学会（国际肺癌学会、美国胸腔学会、欧洲呼吸学会），建议将肺腺癌重新再做细分类，其中关于腺性原位癌的定义，大概是最重要的变革。

肺癌发生的原因

肺癌发生的原因错综复杂，患肺癌的概率，涉及以下 4 个主要因素的相互影响。

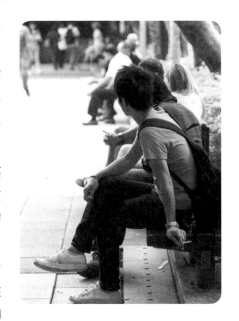

● **是否接触致癌物或暴露于容易致癌的环境**：吸烟或二手烟，污染的空气或环境，辐射伤害等，身体里面的慢性发炎环境，如肺结核或因肺结核导致的瘢痕。

● **身体处理致癌前驱物质和清除致癌物的能力**：身体容易将致癌物的前驱物质变成有害的致癌物或身体不容易将致癌物清除掉或转变成无害或较无害的代谢产物。

● **个人的基因是不是容易受损**：正常情况下，人体细胞的增生只在适当的时候发生，然后适可而止，如汽车启动、加速、到达目的地就停车。这些过程受到不同的基因或同一基因在不同时间所管控。这些基因如果受到损伤，不断地刺激细胞生长或者失去了正常抑制生长的功能，细胞生长便会脱序，不受控制，甚而发生转移，变成癌症。细胞在增殖分裂时也会产生有缺陷的细胞，对于有严重缺陷的细胞，身体会将它们清除掉，而有轻微缺陷的细胞则被修复后留在体内发挥功能。而身体的某种功能机制也受基因的管控，如果身体的各种功能不够健全，身上的缺陷细胞增多，患癌症的概率就会增加。

● **修复受损基因的能力**：基因在细胞分裂再制的过程如果受到物理或化学性的伤害，身体修复受损基因能力强的人比修复能力弱的人，较不容易罹患癌症。

● **消灭体内衍生出来的癌细胞的免疫能力。**

一个人是否容易罹患癌症，受到上面几种因素的影响。总的来讲，居住在没有污染的环境，有好的生活习惯（如：多蔬果少油脂、生活规律、少压力），不吸烟，遗传良好体质，致癌物不容易在体内累积，基因不容易受损，受损的基因又能修复完好的人当然比每一项都是"差"的人少了很多罹患肺癌的概率。

吸烟与肺癌的关系

由于燃烧的烟草富含致癌物和容易在体内被代谢成致癌物的前驱物质，吸烟是导致肺癌发生的最危险的单一因素。流行病学的调查显示，患肺癌的人数随着吸烟人口或香烟的消耗量的增加而增加，大约是每20年达到一个高峰期。

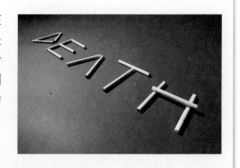

亚洲不吸烟女性的肺癌新基因

研究发现非吸烟女性患肺腺癌与第五染色体（TERT，5p15.33）、第三染色体（TP6，3q28）、第十染色体（10q25.2）、第六染色体（6p21.32、6q22.2）等有关。这个研究具有重要的流行病学意义，但并未确定这些基因与女性肺癌的确有因果关系。它们是"旁观者基因"（passenger or bystander gene）的概率远远超过是"主导基因"（driver gene）的概率。

所谓"主导基因"，就是这个基因异常会引起细胞恶变，不断地生长、转移、逃避死亡，是可能用来作为有效靶向治疗的候选研究对象（如上皮生长因子受体基因突变就是主导基因突变，它的靶向治疗药物就是易瑞沙、特罗凯、阿法替尼）；而"旁观者基因"不会主导或造成细胞的恶变，跟正常细胞发展成癌细胞没有直接关联，通常是在细胞分裂、基因不稳定的时候形成。这些新发现的和女性肺癌有关联的基因代表的临床意义目前还不清楚，需要进一步研究。

肺癌的筛查

理想的筛查方法需要符合下述几项要求：能够查到早期疾病、伪阴性率低（敏感度高）、伪阳性率低（特异度高）、不良反应低，最重要的是能筛检出肺癌患者，并经过有效的治疗降低疾病死亡率。

早期肺癌的筛查方法包括痰液检查、胸部X光、低剂量胸部CT、磁共振造影、正电子CT、内视镜检查和血液或呼出气体的生物标记检测。目前只有"低剂量胸部CT"被证实能够在高危人群中筛查出早期患者，这不仅能让患者获得很好的生存结果，还能降低整体的死亡率。

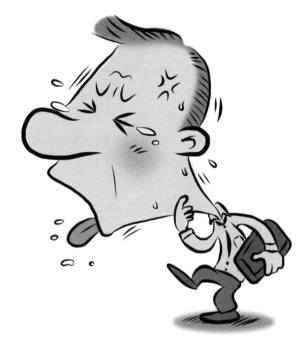

美国国家癌症研究所针对53456位年龄在55～74岁的吸烟者或曾吸烟者（吸烟数量不少于30包/年）实行连续3年、每年1次的低剂量胸部CT或胸部X光检查。结果发现低剂量胸部CT检查可因检出率使肺癌的死亡率降低20.3%（CT检查组的肺癌死亡人数为245.7/100000，相比胸部X光组为308.3/100000，死亡率下降了6.9%）。胸部CT检查能够查出更多IA期的患者（检出率为51.8%），这些患者的肿瘤不超过2厘米，而且没有侵犯淋巴结与其他部位或转移，能够手术切除根治的概率很高。这项研究结果在2010年被称为是当年最重要的医学进展之一。

"胸部CT检查可以筛查出早期肺癌"的研究结果已经被各大医院运用并获得了良好的效果。台北荣民总医院非小细胞肺癌的手术患者占当年肺癌个案百分比逐年增加，由2008年的18.5%增加到2011年的31.3%；其中第一期的患者由10.2%增加到21.9%，而这些患者的治愈率都很高。

肺癌的症状

肺癌是一个没有特异性症状的疾病，也就是说当身体出现呼吸道不适时，不一定是罹患肺癌。肺癌的症状是多样化的，主要分为：

● **呼吸道症状**：咳嗽、多痰、咯血（"中央型肺癌"常见症状）、呼吸困难等。

- **肺部症状**：阻塞性肺炎、脓痰、发烧、呼吸困难（有可能是肺炎性肺腺癌）等。

- **胸腔之内肺部以外症状**：肿瘤侵犯血管、神经，如声音沙哑、上腔静脉综合征（如脸部肿胀、颈静脉肿胀等）；颈交感神经综合征（一侧眼睑下垂、瞳孔缩小、脸上半部一侧出汗异常）；胸腔积液也可能出现咳嗽、呼吸困难等。

- **胸腔以外症状**：头痛、骨头疼痛等转移性症状（40岁以下的年轻人较容易出现胸部以外的症状）。

以上虽然是肺癌常见症状，但与癌症的严重性并无关联性。临床上的常见症状，并非肺癌患者所特有的，须借由胸腔科医师做详细检查、诊断、确定病因，才能筛查出"肺部可能有异常"的人。

文／蔡俊明（胸腔肿瘤科特约主治医师）

肺癌常见的警示症状

- **长期抽烟者**：经常咳嗽、咯血、咳嗽性质改变等症状。

- **声音沙哑而无法恢复者**。

- **50岁以上肺炎反复**出现在同一部位。

- **肩部疼痛**：臂神经丛受到肿瘤压迫。

- **上腔静脉综合征**：脸部水肿、颈静脉怒张、手臂肿胀、前胸表皮静脉怒张等症状。

- **颈交感神经综合征**：单侧瞳孔缩小、眼睑下垂、上额头皱纹消失、半边脸不流汗等。

注：肺癌并没有所谓的典型症状，上述症状的出现并不代表一定罹患肺癌，绝大多数的肺癌患者，早期是没有任何不适症状的。

文／赖信良医师

肺癌的转移

肺癌在形成的早期便有远端转移的能力，这也解释了第一期肺癌患者在手术切除后5年内，约有30%的患者复发的原因（包括局部复发式远端转移）。

肺癌好发的转移位置包括脑部、骨头、肝脏、肾上腺、淋巴腺、胸腔、皮肤皮下结节等。近几年因治疗方法的进步，较少见的转移位置也可以发现，如硬脑膜、小肠、腹膜腔、脾脏、肾脏等。

肺癌转移到不同器官，将有不同的症状发生，例如：转移到脑部时可能会出现头痛、呕吐、肢体无力、抽搐或是昏迷；转移到骨头时会有局部疼痛或骨折发生；转移到肝脏时会食欲不振、恶心，甚至黄疸；转移到胸腔会出现呼吸困难；转移到腹腔会腹痛、呕吐、无法进食等。

文 / 陈育民医师

肺癌的预防

肺癌的主要成因之一是吸烟与吸二手烟。所以，要避免或减少肺癌的发生，最重要的就是不要吸烟、立刻戒烟、避免厨房出现太多的油烟、避免到空气污染或石化废气多的地方，相关职业进行安全防护，均有助于预防或是减少肺癌的发生。

针对中国人的肺腺癌，我们也需要特别注意有肺癌家族史的人，请勿吸烟。针对有肺癌家族史的民众或是年轻时就开始吸烟的人，建议自40岁起每年定期做低剂量的胸部CT检查。

文 / 陈育民医师

认识肺癌临床分期

癌症分期的目的主要是了解肿瘤波及范围，让医师确定治疗方式，而分期的正确与否则直接影响整个治疗方向及患者的预后。

认识 TNM 分期

癌症主要是依据 TNM 来做分期——T 是根据肿瘤大小，N 指淋巴结是否有转移，M 指有无远处转移。分期又可细分为**临床分期法**（用于不能手术的患者）、**外科分期法**（接受手术治疗时，外科医师依据症状进行分期）、**病理分期法**（依手术取出的标本进行病理检验）。医师会依病理分期决定是否给予术后的辅助治疗，并且可以较为准确地预估患者的存活期。

表 3-1　肺癌的分期法

临床分期	医师会根据手术前患者的所有临床资料（如病理学检查、CT 检查、切片检查等）做出第一步分期。对无法接受手术的患者，这是最重要的分期步骤
外科分期	经外科医师依手术过程中所见做出的分期
病理分期	经过手术切除，将切下组织送给病理医师检查，病理医师再根据切下的组织，做癌细胞组织学分类，再根据分化程度、侵袭、转移等做更精确的判断。这是最准确的分期，仅适用于治愈性手术切除的病例

美国癌症协会／国际抗癌联盟于 2009 年 10 月公布了第七版的癌症分期，并从 2010 年 1 月 1 日开始生效。依照 2010 年新公布的第七版肺癌分期准则，肺癌共分成 4 期，第一期到第三期又再各分成前期及后期（A 和 B）。详细的定义请参见表 3-2。

表 3-2 美国癌症协会 / 国际抗癌联盟公布的癌症分期

	肿瘤分期（T stage）
Tx	无法评估 痰或支气管冲洗液检查有癌细胞，但是支气管镜检查与胸部影像检查，却无法发现肿瘤
T0	没有原发肿瘤存在
Tis	原位性肺癌
T1a	肿瘤最大直径小于 2 厘米，周围由正常肺组织或脏层胸膜包围，支气管镜检查可见尚未侵犯到肺叶支气管，即肿瘤未侵犯到主支气管 任何大小的肿瘤，仅沿表面延伸（可延伸至主支气管），且其侵犯深度仍未超过支气管壁
T1b	肿瘤最大直径大于 2 厘米小于 3 厘米，周围由正常肺组织或脏层胸膜包围，支气管镜检查可见尚未侵犯到肺叶支气管，即肿瘤未侵犯到主支气管
T2a	肿瘤最大直径大于 3 厘米小于 5 厘米，周围由正常肺组织或脏层胸膜包围，支气管镜检查可见尚未侵犯到肺叶支气管，即肿瘤未侵犯到主支气管 肿瘤最大直径小于 5 厘米，且具下列情形之一： • 支气管镜检查时，肿瘤已侵犯到主支气管，离气管分岔部有 2 厘米以上距离 • 有侵犯脏层胸膜 • 合并肺萎陷或阻塞性肺炎，范围一直延伸到肺门，但是未侵犯到单侧整个肺脏
T2b	肿瘤最大直径大于 5 厘米小于 7 厘米
T3	肿瘤最大直径大于 7 厘米 肿瘤不限大小，有下列情形之一： • 直接侵犯到：壁层胸膜、胸壁、膈、膈神经、纵隔侧的胸膜、壁层心包膜 • 侵犯主支气管，距离气管分岔部小于 2 厘米，但没有直接侵犯气管分岔部 • 伴有全肺扩张不全或全肺阻塞性肺炎 • 在原发肿瘤所在肺叶内，有独立的肿瘤结节
T4	肿瘤不限大小，有下列情形之一： • 直接侵犯到纵隔胸膜、心脏、大血管、气管、食道、喉返神经、脊柱、气管分岔部 • 原发肿瘤所在同侧肺内，有独立的肿瘤结节

PART 3 · 认识肺癌

淋巴分期（N）	
Nx	不能确定局部淋巴结的转移
N0	没有局部淋巴结转移
N1	转移到支气管旁淋巴结，或是同侧肺门淋巴结
N2	转移到同侧纵隔淋巴结与气管分岔部下方淋巴结
N3	转移到对侧纵隔淋巴结、对侧肺门淋巴结、同侧或对侧斜角肌或锁骨上淋巴结

远端转移分期（M）	
Mx	无法确定是否存在远端转移
M0	没有远端转移
M1a	原发肿瘤所在对侧肺内，有独立的肿瘤结节
	有恶性胸腔积液、心包膜积液或胸腔肿瘤结节
M1b	远端器官转移（除了肺脏与胸腔以外的其他器官）

肺癌分期表

　　肺癌依肿瘤大小（T）、淋巴腺侵犯程度部位（N）、转移病灶的部位（M）共分4期，其分期为第一期至第四期，此外，当出现任何远端转移时，即为第四期（Ⅳ）。

表 3-3　肺癌的分期

	T1a	T1b	T2a	T2b	T3	T4
N0	IA		IB	IIA	IIB	IIIA
N1	IIA		IIA	IIB	IIIA	IIIA
N2	IIIA		IIIA		IIIA	IIIB
N3	IIIB		IIIB		IIIB	IIIB

临床分期的意义

简单地说，肿瘤小于 3 厘米，而且没有侵犯到任何器官或淋巴结，大概是"第一期"；肿瘤较大，侵犯到主要支气管、胸膜、胸壁或肺内淋巴结，大概属"第二期"；当肿瘤侵犯到纵隔内重要的器官，原发肺癌同侧但不同肺叶的肺内有其他肿瘤，或是扩散到纵隔、颈部下方或锁骨上窝的淋巴结，就是"第三期"；当患者对侧肺内有其他肿瘤，出现胸腔积液或是心包膜积液，或是转移到远处器官，就属于"第四期"。

以非小细胞肺癌为例，依据分期后的治疗原则是**第一、二期**属于早期肺癌，可手术切除；**第三期前期**先进行化学治疗或加上放射线治疗，有基因变异的患者根据具体情况采用靶向药物治疗，再评估是否适合手术；**第三期后期及第四期**属于晚期肺癌，采用靶向药物治疗（仅限于 EGFR 基因突变者）或化学治疗，或加上局部放射线治疗。

文／邱昭华、赖信良（胸腔肿瘤科主治医师）

周德盈（病理检验部分子病理科主任）

PART ④ 肺癌的检查与诊断

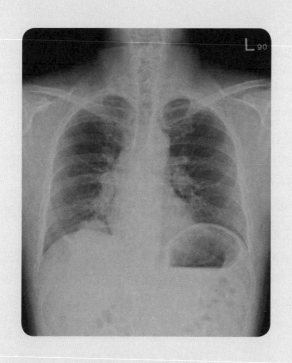

痰液检查

任何的影像学检查（包括CT、磁共振造影以及正电子扫描）都只能做到怀疑患有肺癌，必须经过细胞学或病理学检查，才能确诊。细胞学和病理学检查有先天上的不同，细胞学只能看个别细胞的变化，而病理学则可以看到细胞跟细胞之间，以及细胞跟环境基质间的交互作用，因此一般均以病理学检查结果作为最终诊断的标准。

然而，并不是所有患者都能接受肿瘤切片，或是提供足够的组织来做病理学检查；有些情况下，患者只能提供体液、痰液或组织液，医师就必须根据细胞学检查结果，做最后的诊断。

痰液细胞学检查是最简单、最没侵入性的检查方法。

▶ 检查注意事宜

在门诊遇到疑似肺癌的患者时，医师会请患者搜集清晨的第一口痰来做检查，痰液细胞学检查通常会连续查3天，而且最好是能在集痰当天就把检体送到医院的检验室，以免痰液放久了，因为细胞变性而变得难以判断。

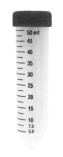

● **检查前**：请先以清水漱口后，再直接将痰液吐在送检的容器内。

● **检查时**：取清晨的第一次痰较好；吐痰时需用力由肺部深处咳出，请避免混杂大量口水。

● **检查后**：当痰液检查为阳性（＋）时，如果和临床症状以及影像学检查相符，即可怀疑为肺癌。严格来说，光是痰液中发现癌细胞并不适合做肺癌的最终诊断。例如，当头颈癌的癌细胞自咽喉或口腔中剥落下来，有可能会被患者吐出来混在痰液中，而被误判为肺癌。

文／邱昭华（胸腔肿瘤科主治医师）

胸部 X 光检查

胸部 X 光检查是临床用于胸腔疾病诊断的基本工具。其原理是借由 X 射线对不同组织的穿透性，将胸腔内结构投射显像于平面 X 光底片上，用于评估肺部疾病的病变位置。

胸部 X 光检查大概是最方便、最常被使用的胸腔学检查工具。当患者感觉胸腔有不适时，胸部 X 光检查结果可以提供临床医师一个大致的鉴别诊断，决定是否需要做进一步的详查。

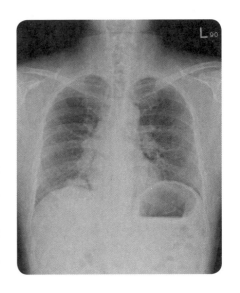

然而 X 光检查有其局限性，例如病灶小于 2 厘米，就有可能无法发现；病灶本身的特性也扮演决定性的因素，钙化性的病灶即使小于 1 厘米也清晰可见，但毛玻璃状的病灶有可能超过 2 厘米了也看不到；另外，病灶的位置对检查结果也有非常大的影响，因为 X 光检查是二度空间的检查，胸腔内所有正常组织以及病灶都会前后重叠在一起，所以如果病灶刚好在心脏、纵隔、肋骨或膈肌的前后，就很有可能发现不了。

因此临床医师常会合并侧面或其他特别体位的 X 光检查来帮忙确认，另外一个重要的技巧是比较同一位患者以往的胸部 X 光片，经过新旧 X 光片的比较，有可能发现更细微的变化而得到早期诊断。

由此可见，一张过去看似无用的正常胸部 X 光片，很可能是现在的无价之宝，因此当医师请你回想过去是否曾在别的医院照过胸部 X 光片时，请尽力回想并将片子拿来比较。

● **检查前**：照胸部 X 光不需要禁食，身体上不要有任何干扰的饰品，如内衣、金属物等，并换上检查服。

● **检查时**：采用站姿，前胸贴近底片，手插腰，听从医师的指示——深呼吸（吸饱气、闭气）。

● **检查后**：当 X 光上出现阴影时，不一定就是肺癌，但应该把它视为异常警讯，接受更详细的检查。

文／邱昭华（胸腔肿瘤科主治医师）

支气管镜、自发荧光支气管镜检查

支气管镜检查是利用支气管镜经由鼻腔（若鼻腔狭窄则由口腔）进入支气管观察，必要时可做切片及冲洗术，以此诊断肺部疾病。

当胸部影像学检查发现异常病灶，或是痰液检查发现疑似恶性细胞时，可以用内视镜来进一步观察气管以及支气管内的变化，需要时可以切片取得检体做细胞学和病理学检查。

目前大都采用软式支气管镜做检查；支气管镜的口径有大有小，但一般和铅笔粗细差不多，直径约 0.6 厘米。

支气管镜与自发荧光支气管镜的差异

一般的支气管镜采用的是白光，因此只能观察到一般肉眼可见光范围的黏膜病变，这对一般的肺癌病灶已经足够，但是对某些癌前病变却可能无法探测出来。而自发荧光支气管镜是一种经过特别设计的支气管镜，它可以发出某种波长的照射光，当黏膜吸收光能后，会发出荧光，再借由特殊的感应器及转换器，在荧幕上变成肉眼可见的影像。因为正常细胞和异常细胞的荧光特性不同，所以自发荧光支气管镜可以观察到一般支气管镜看不到的早期病灶。

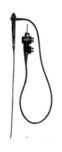

临床上自发荧光支气管镜除了可以用来探测癌前病变或早期肺癌，也可以用来更清楚地界定肿瘤的边缘，以利将来手术拟定切除的范围，另外也可以帮助在手术后早期发现切除边缘的复发情况。

　　患者在检查的过程中可能会因为咽喉反射而有呕吐感，当支气管镜进入气管后，则可能有咳嗽以及呼吸困难的感觉，然而大部分患者都能顺利且安全地完成检查，少数患者会在检查后出现短暂发热现象，大多无碍，但若患者再次发生发热、持续不停出血、咯血量较大，有剧烈胸痛或呼吸困难等现象，则必须尽快复诊，接受进一步的检查与治疗。

　　因为支气管镜检查相对安全，所以目前都采用门诊检查的方式，检查后观察半小时左右，即可回家。也有些患者要求自费在全身麻醉的情况下进行支气管镜检查（俗称无痛支气管镜检查），虽然比较舒服，但因为是全身麻醉，危险性较大，也需要留院观察一段较长的时间。

　　● 检查前：患者必须在检查前至少空腹 4 小时。若有青光眼、尿毒症、出血倾向、哮喘或以前曾对麻醉药剂过敏的患者，请事先告知医师，如有活动的假牙请事先拿出。

　　● 检查时：接受咽喉的局部麻醉以及上呼吸道的吸入性麻醉药物后，支气管镜便由口或鼻进入咽喉，经过声带后到达气管，然后依序检查左右两侧的支气管以及其分支。

　　检查过程中，医师会视状况从鼻腔提供氧气，以确保氧气的充足；检查时患者不可说话，以免声带受伤，但是检查过程中如有不舒服或是胸痛可以举手示意。

　　● 检查后：应先留院观察半小时左右，若无任何不适即可回家。

　　检查后 1 小时内，因为局部麻醉药效未退，应避免进食（包括喝水），以免造成误呛。如 1 小时后喝水不会呛到才可进食。如有接受切片检查者，术后可能会有少量的血痰或咯血，属正常的现象。

文／邱昭华（胸腔肿瘤科主治医师）

X光、超声波
导引支气管内视镜切片检查

在肺癌的基本检查时发现异常，为了确认是否真的患癌以及确认何种癌症，必须采集部分的细胞或组织进行切片检查。切片检查的方法，可利用"支气管镜"方式检查。

如果在支气管内视镜下就可以看到肿瘤（称之为中央型肿瘤），医师即可在目视下进行切片检查。但因为支气管镜的口径有一定的大小，所以大约只能观察到第三到第四个气管分支的病灶。周边的肿瘤（称之为周边型肿瘤）就必须借助其他工具的定位，才能顺利进行切片取得检体。

目前常用的定位方法包括X光及超声波——

● X光：X光是传统的定位方法，当切片镊子从支气管内视镜伸出进入细支气管分支，经过不同方向X光照相的确认，便可在镊子到达肿瘤时，同步进行切片。

● 超声波：超声波因为没有辐射，所以对患者及医护人员都相对较安全，然而因为目前技术上的限制，超声波探头只能用来定位，切片镊子必须重新放入，所以无法进行同步切片，切片失败率相对较高。

值得一提的是，不管是X光或超声波导引的内视镜切片，都有可能因为某些因素无法顺利到达肿瘤部位取得标本，例如肿瘤位于支气管镜的死角或是肿瘤太小，但有时肿瘤太大，压迫细支气管使切片镊子无法顺利进入肿瘤，也是失败的原因。

认识超声支气管镜（EBUS）检查

超声支气管镜（EBUS）检查，顾名思义就是将"支气管镜"及"超声波检查"结合在一起所做的检查；即在超声波导引下同步进行细针抽吸或切片，但因为支气管镜的口径甚大，所以 EBUS 无法用来做周边型肿瘤的切片取样，目前大多是用来定位纵隔的淋巴结，方便切片针或是镊子穿过气管或支气管对纵隔淋巴结做取样。

超声支气管镜（EBUS）检查在胸腔肿瘤的应用包括：肺癌诊断分期、周边肺部肿瘤、纵隔肿瘤切片、介入性治疗指引。

▶ **检查注意事宜**

● **检查前**：患者必须在检查前至少空腹 4 小时。若有青光眼、尿毒症、出血倾向、哮喘或以前曾对麻醉药剂过敏的患者，请事先告知医师，如有活动的假牙请事先取下来。

● **检查时**：接受咽喉的局部麻醉以及上呼吸道的吸入性麻醉药物后，支气管镜便由口或鼻进入咽喉，经过声带后到达气管，然后依序检查左右两侧的支气管以及其分支。

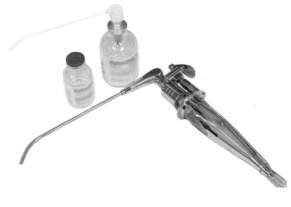

检查过程中，医师会视状况从鼻腔提供氧气，以确保氧气的充足；检查时患者不可说话，以免声带受伤，但是检查过程中如有不舒服或是胸痛可以举手示意。

● **检查后**：应先留院观察半小时左右，若无任何不适即可回家。

检查后 1 小时内，因为局部麻醉药效未退，应避免进食（包括喝水），以免造成误呛。如 1 小时后喝水不会呛到才可进食。如有接受切片检查者，术后可能会有少量的血痰或咯血，属正常的现象。

文／邱昭华（胸腔肿瘤科主治医师）

胸部 CT

　　胸部 X 光片通常为单一切面，而 CT 的影像则呈现多切面的横断式影像，因此，CT 对肺部结节的探测效果比胸部 X 光片好。

　　CT 的原理为 X 光在多角度照射身体后，由探测器收到的信号经过电脑的计算重建图像，一般可得到多张不同切面影像的图像，图像可较清楚地显示人体组织的细微差别。肺癌在早期时可被其探测出来，也是肺癌分期的标准检查之一。

　　胸部 CT 为一种影像诊断的方式，是肺癌诊断中重要的一环，当临床上怀疑肺癌或胸部 X 光片发现不明结节时，"胸部 CT 检查"可供医师判断病灶的侵犯程度、纵隔淋巴结是否增大，骨骼、肾上腺、肝脏等器官是否有转移性病灶。必要时配合其他检查，如正电子扫描、脑部磁共振造影、纵隔腔镜等，综合判断之后可分析出肺癌的分期，以此提供适当的治疗参考，也可以为组织化学分析提供参考依据。

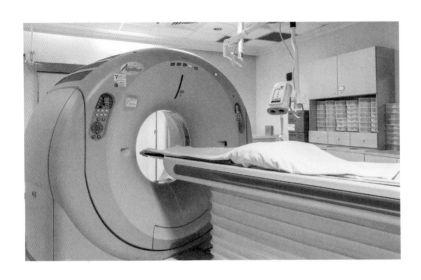

CT 检查时，受检者躺在狭长的 CT 检查床上，之后检查床会在水平方向移动并穿过一个像短隧道的圆形扫描元件进行扫描，扫描时间为数秒至十几秒。

视临床需要可能于扫描前或两段扫描中间接受经静脉注射显影剂，注射后可能会感到全身短暂发热。整个检查时间从进入检查室到检查完成，大约 10 分钟。影像经过电脑计算重组成像后提供医师判读。

● 检查前：视病情需要，医师会建议受检者从静脉注射显影剂，在某些情形下受检者需禁食 4 ~ 6 小时，请依照建议进行。由于静脉注射显影剂有 1/100000 的概率会出现严重过敏反应，若先前有注射显影剂引发休克等症状，请事先告知医师，必要时会视受检者情形另外安排非注射显影剂的检查。另外，肾功能不良者、过敏性哮喘者、多发性骨髓瘤者、怀孕者，也需告知医师，以利安排适当的检查方式。

● 检查时：检查中屏气是极为重要的步骤，因可能的病灶存于肺部，有可能会因呼吸移动，若于扫描中持续呼吸，则病灶可能会模糊不清，影响判断，因此检查时，需配合指示暂时屏气，屏气时间 5 ~ 15 秒。

由于注射显影剂的关系，有些患者会感到口中有药味，这种情况会持续 1 ~ 2 分钟。

● 检查后：接受显影剂注射者依照医师指导，休息或观察一段时间；做完检查后，建议喝大量的液体，以促进显影剂排出体外。

文／陈俊谷（放射科主治医师）

胸部 CT，能观察到纵隔、心脏周边、脊椎附近等一般 X 片难以察觉的区域，且可以探测小于 1 厘米的微小病灶。

影像解析度良好的片子，有助于有经验的放射科及胸腔科医师判断病灶是良性还是恶性。台北荣民总医院肺癌团队，借由仪器的辅助，到 2011 年，早期肺癌患者发现人数增加了 11%，从 2008 年的 19% 上升为 30%。这是个好消息，意味着这些患者经过手术切除病灶，将有机会根治肺癌。

文／蔡俊明医师

1 厘米的界线！

第 IA 期肺癌除了癌细胞没有侵犯局部与远处组织，肿瘤要小于 3 厘米，然而这样是否就可称为"早期肺癌"呢？不一定的。从生物学的观点而言，早期的肿瘤应小于 1 厘米，甚至 0.8 厘米，一旦肿瘤超过这个大小就有扩散的可能。因此，当胸部 CT 检查发现超过 0.8 厘米不明阴影或肿瘤时，应尽可能了解其原因。

文／蔡俊明医师

低剂量胸部 CT

　　低剂量胸部 CT，不需要注射显影剂，是利用 X 光管球快速螺旋状环绕受检者胸腔而呈现的影像，由于低剂量胸部 CT 较胸部 X 光检查敏感，可在肿块较小的时候探测出来。其辐射量低，在临床上主要用于"肺癌高危人群"的筛查或追踪。

　　低剂量胸部 CT 除具有辐射剂量小的优点外，有研究指出，低剂量肺部 CT 应用在肺癌高风险人群的肺部结节筛查时，可降低该人群 20％的肺癌死亡率。

　　但是，有 1/4 ~ 1/3 的高危险性受检者，在低剂量 CT 的筛查中会发现"非钙化性的结节"，但因 CT 对于微小肺部结节诊断并非具绝对的准确性，因此常会导致后续追踪性的非侵入性检查（如：CT 追踪以观察其变化），或侵入性检查（如：组织切片）。

　　据统计，运用低剂量胸部 CT 检查的人群，有 90％ 以上发现的非钙化性结节是良性的，换句话说，后续追踪检查时会增加辐射剂量，而追踪性的侵入性检查本身也有并发症的危险。因此，目前低剂量胸部 CT 应用于肺癌高风险人群的筛查有一定的益处，但有可能增加后续追踪检查的风险。

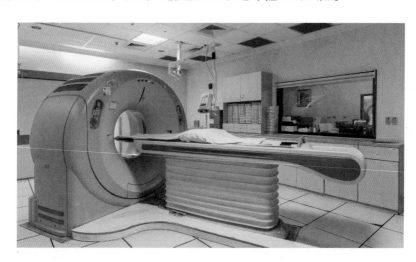

低剂量胸部 CT 检查和一般胸部 CT 检查的不同，主要是应用较低的管电流暴露时间（mAS）以减少检查时的辐射剂量。

传统的胸部 CT 平均需要 7 毫希（mSv）的辐射剂量（体型越大者，辐射剂量越高）来完成检查，而低剂量胸部 CT 平均仅需要 1.5 ～ 2 毫希便能完成（体型越大，所需剂量越高）。

表 4-1　相关检查的辐射剂量

检查种类	辐射剂量（毫希）
骨质密度	0.001
口内 X 光（单张）	0.005
胸部 X 光（单张正位照）	0.1
头部 CT	2
一般胸部 CT	7
低剂量胸部 CT	1.5 ～ 2
腰部脊椎 CT	6
腹部 CT	10 ～ 20

注：不同检查项目的辐射剂量各家也有不同的说法：一次低剂量胸部 CT 的辐射剂量为 1.5 ～ 4 毫希；而胸部 X 光单张正位照为 0.01 ～ 0.1 毫希。

使用较新的 CT 仪器，每次的辐射剂量会记载在当次检查片子与报告上，以供参考。

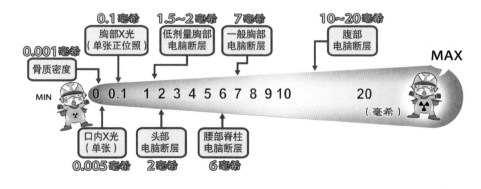

每人每年（筛查）可以承受 50 毫希的辐射量

● **检查时**：受检者不需要禁食，不能带任何金属物品，在检查时需"屏气5～20秒"。

● **检查后**：当检查发现异常时，视情况会建议受检者3～12个月后再做检查，进一步追踪。

文／陈俊谷医师、蔡俊明医师

CT 引导穿刺活检

当临床需要进一步以组织学检查来诊断病灶时，穿刺是最为重要的取得标本的方法，侵入性较小的方式主要为"支气管镜"及"影像引导"穿刺，而 CT 引导是影像引导穿刺中的一种主要方式。

所谓的"CT 引导穿刺活检（CT guide biopsy）"是利用 CT 引导，通过体外的穿刺针切取病灶组织，进行病理检查。若病灶为恶性，具有90％的准确性，但仍有10％无法验出或是无法确定，受检者的主治医师会视受检者的病情综合判断，决定下一步诊疗的方向。

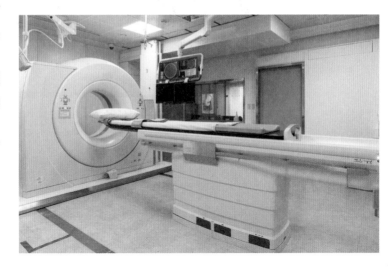

▶ **检查注意事宜**

CT 引导穿刺检查时，根据病灶的部位不同，受检者采取平躺、趴姿等不同姿势于检查床上，经过 CT 引导、消毒、局部麻醉（大部分采取局部麻醉）后将一根细长的穿刺针穿过皮肤，到达病灶处，切取小部分的组织后，送交病理部检验。

● **检查前**：抽血检查凝血功能，检查前至少空腹 4 小时等。

● **检查时**：视情况给予"局部麻醉"；检查过程中需要受检者配合医师指令呼吸，因目标位于肺部，会因为呼吸而在体内移动，使移动中的病灶穿刺针不易扎中，而"暂时屏气"或"保持浅的呼吸"可使目标暂时不动，提高检查成功的机会。

● **检查后**：CT 引导穿刺为微侵入性的检查，但仍有小部分患者会产生

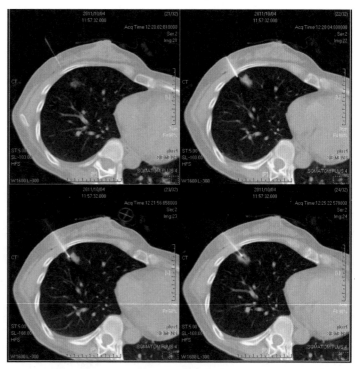

图 4-1 CT 引导穿刺活检，可见穿刺针逐步到达病灶

不适的症状，较常出现的是"气胸"，也就是肺部的气体漏到肺外但仍在胸膜腔内。

气胸大部分无症状也无需处理，但大约有 5% 的受检者会发生需处理的气胸，主要处理方式为自体表置放引流的管子至体内，将漏出的气体引流至体外，大部分受检者在放置引流管数天后症状缓解。

比较常见的症状为出血，大部分以"咯血"来表现，发生于约 5% 的受检者；出血大部分为自限性，也就是说会自行停止，受检者不需要过于担心。

文／陈俊谷（放射科主治医师）

注：检查后医护人员会让受检者戴上氧气鼻管提供低流量氧气，这是因为若在检查过程中有漏气，提高肺部漏出气体的氧气浓度，有助于气胸的吸收，检查之后 4 小时，受检者需接受一次胸部 X 光检查，如果没有明显的气胸，即能回家休息。

文／蔡俊明医师

胸部、腹部、脑部磁共振造影

　　"胸部磁共振造影（MRI）"在肺癌的诊断及分期上扮演较次要的角色，通常仅在肺癌侵犯纵隔腔或是胸壁时协助诊断病灶侵犯的程度，提供内、外科医师在分期或手术前治疗的参考。

　　而"腹部磁共振"可帮助医师鉴别诊断患者做CT时发现的肾上腺结节，如果是良性的肾上腺瘤，则可排除肺癌转移肾上腺的可能。

　　脑部磁共振使用含钆对比剂，能够很好地探测到病灶转移到脑部的情况，因此，肺癌的脑部转移主要借由注射"含钆对比剂"的脑部磁共振成像来诊断，其敏感度比注射"含碘对比剂"的CT高。

　　20世纪70年代磁共振取得重大突破后迅速发展，美国化学家保罗·劳特布尔和英国物理学家彼德·曼斯菲尔德因发明了磁共振成像技术，荣获2003年诺贝尔生理医学奖。磁共振造影为非侵略性、无游离性辐射伤害的影像学检查，此项检查是将射频与人体的氢质子所产生的信号经电脑处理后，转换成影像的检查方法。

　　因身体内不同组织分子成分不同，释放出信号也不同，因此在影像上可区分不同组织。一般来说，软组织间的对比度在磁共振影像上比CT摄影更好。

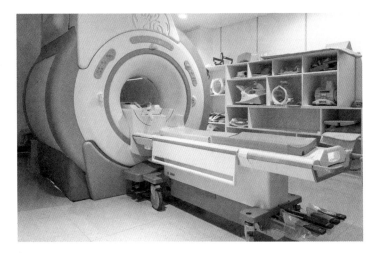

与脑部磁共振不同的地方是，呼吸可影响胸、腹部磁共振成像的结果。呼吸时会造成胸壁及腹壁起伏，进而使胸部或腹部磁共振影像模糊，因此检查时受检者配合指示，进行良好的屏气，可让胸、腹部磁共振成像效果较好。

▶ 检查注意事宜

进行磁共振检查时，受检者躺在一个类似狭窄长形隧道的磁共振检查床上进行扫描；注射含钆对比剂时，注射的部位会有凉意。

●**禁忌**：此项检查对身体的移动非常敏感，若有移动现象时很容易产生假影，所以不适合可能无法自制的躁动或危急的患者。某些金属置入物，如早期的心律调节器、金属性心脏瓣膜、脑动脉瘤手术夹、电子性传导器等装置可能会受到磁场干扰，因此患者若有这些装置时，检查前请务必告知医师，以供判断或确认这些装置是否适合进行磁共振检查。

●**检查前**：检查前一天晚上清洗头发，并请勿带发夹、擦发油等；检查前需要把身上的含金属物品，如手表、项链、胸罩、信用卡等物品移除，以避免干扰信号甚至对患者造成伤害。

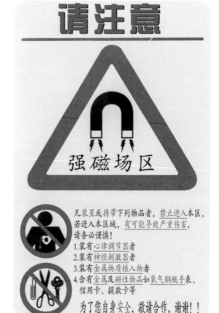

进行某些腹部磁共振扫描时，建议空腹 4 ~ 8 小时，请依照各医院所建议的进行，绝大部分其他部位的磁共振检查不需空腹。此外，也需确认肾功能是否正常，以确保对比剂可以完全排出，严重肾脏功能不全的受检者，有少数会发生肾源性系统纤维化，因此需事前审慎评估。

●**检查时**：扫描过程中会从扫描元件中传出强度不等的声响，必要时护士会提供患者耳塞、耳罩，缓和噪声；全部扫描过程约 30 分钟。

●**检查后**：注射对比剂者应多补充水分，加速药物排出。

文／陈俊谷（放射科主治医师）

正电子扫描

"正确的诊断"才能有"正确的治疗"，在癌症的诊断、治疗、追踪过程当中，正电子扫描确实能发挥正确诊断以协助做正确治疗的效果，然而每一种检查都有其优缺点，如何避免不必要的检查，或者过于担心辐射伤害而耽误了最佳诊断时机？以下就一些临床上常被询问的问题，给予正确的解答。

Q1 什么是正电子扫描？医师安排正电子扫描检查，对于肺癌有什么帮助？

A： "正电子扫描"（PET scan）是一项使用放射性标记的同位素作为显影药物来进行造影的检查。而目前广泛运用于肺癌的正电子扫描，是利用放射性氟 –18 标记的去氧葡萄糖（F–18–FDG）进行造影。这种药物经由静脉注射进入人体后，会被具有高代谢率特性的细胞（如大部分的恶性肿瘤与发炎反应）所吸收。所以我们就可以经由"正电子扫描仪"观察体内异常的葡萄糖代谢活性，协助诊断肿瘤的恶性度以及影响的范围。

此外，目前使用的"正电子扫描仪"，除了含有探测体内放射性药物的活性探测器，还配备了CT设备，使"正电子扫描"摇身一变成为"正电子CT"（PET–CT scan），让影像更容易判读，检查结果更加精确，也大幅减少检查所需要的时间。

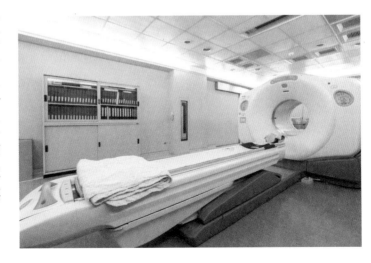

大部分的肺癌细胞都会比正常细胞吸收更多的氟–18去氧葡萄糖，所以可以很容易地被正电子扫描仪探测到。对肺癌而言，正电子扫描的应用主要在于：①诊断肺癌的分期与远处转移的探测；②经治疗肺癌的再分期；③肺癌复发的诊断；④治疗效果的评估。

此外，肺癌患者是否可以接受手术切除的关键，除了身体因素与肿瘤位置之外，主要在于是否出现纵隔淋巴结的转移，或者是已经转移至其他器官。而正电子扫描在探测纵隔淋巴结方面，可以比传统的影像检查达到更高的准确度；加上正电子扫描具有大范围全身扫描的优势，能够探测到传统检查无法预测的远处转移（脑部除外，故肺癌患者必须另外接受脑部CT或磁共振造影检查）。根据统计，有30%～40%的肺癌患者会因为正电子扫描的结果而改变其治疗方法。所以正电子扫描非常适合使用在"手术前"的整体状况评估与确认，以便制订最适合个人的肺癌治疗方案。

至于"肺癌的再分期"、"肺癌复发的诊断"以及"治疗效果的评估"，正电子扫描的优势也相当明显，但此类型的正电子扫描使用时机，需要临床诊治医师依照患者病情来决定，故建议与主治医师做进一步的讨论。

Q2 接受正电子扫描检查前，需要注意哪些事项？

A：● 避免剧烈运动：接受检查前的24小时之内尽量避免剧烈活动，以免肌肉吸收过多的氟–18去氧葡萄糖（F–18–FDG），影响肿瘤的吸收或影响影像判读。

● 禁食：接受检查的患者需禁食至少6小时，以免血糖过高影响身体或肿瘤吸收氟–18去氧葡萄糖的能力。若受检者是糖尿病患者，需将血糖控制在一定的范围之内，以免高血糖状态影响氟–18去氧葡萄糖的吸收。因此，糖尿病患者若被安排接受正电子扫描，应事先与临床医师讨论或与正电子中心医护人员联系告知血糖的状况与用药情形，以免进行检查当日血糖状态不佳，影响检查结果。

● 检查时：需静脉注射氟–18标记的去氧葡萄糖，然后静躺休息45～60分钟后开始扫描，扫描时间为30～45分钟，检查时间会因个人情况而有些许的差异。

Q3 "老烟枪"是否应该定期接受正电子扫描检查肺部状况呢?

A : 目前不建议使用正电子扫描来做常规肺癌筛查。原因主要有两个:

(1) 正电子扫描需注射放射性标记的同位素,加上目前大多数的"正电子扫描仪"包含CT摄影,使得一次的"正电子CT"会对人体产生较高的辐射剂量(一次正电子CT的辐射剂量为7～10毫希)。对于已经确诊为肺癌的人来说,接受正电子扫描的益处(包括细胞的活动度、肿瘤的分期以及转移的探测等),远远超过接受辐射剂量所冒的风险,但对一般人来说,辐射剂量累积所伴随的风险则必须考虑。

(2) 正电子扫描也有其局限性,部分肺结节,尤其是直径小于0.5厘米,或者是一些呈现毛玻璃样貌的结节(ground-glass opacity),往往在正电子扫描中呈现"假阴性"。

对于常规的肺癌筛查,建议"胸部X光"检查。若本身为肺癌高危人群,可考虑使用"低剂量胸部CT"做更进一步的检查。

Q4 X光检查发现肺部有阴影,是不是该接受正电子扫描检查呢?

A : 依照目前的标准流程,若患者疑似有肺部肿瘤,建议先接受"胸部CT的检查"。部分肺部的阴影或结节经胸部CT诊断,可排除恶性病变的可能性;或仅需要常规X光或胸部CT追踪,而不需要立刻接受正电子扫描检查。但若经CT检查加上临床医师的判断,仍无法判别肺部结节的良恶性,有时候须考虑接受正电子扫描检查。

Q5 肺癌经手术切除已满 1 周年，除了在门诊接受定期复查，是否也应该定期接受正电子扫描检查呢？此外，在接受肺癌治疗疗程（化学或放射线治疗）过程中，是否也需要接受正电子扫描检查确认治疗效果呢？

A： 依照目前肺癌的治疗准则，不建议经手术切除后的患者定期或密集地接受正电子扫描检查。主要的追踪工具还是以各项临床检查、CT、脑部磁共振或骨扫描为主。若各项检查结果疑似发现肺癌复发或产生远处转移，却又无法判断时，才建议使用正电子扫描检查帮助诊断。

针对正在接受肺癌治疗（包括化学治疗或放射线治疗）疗程，或治疗疗程刚结束的患者，亦不建议常规接受正电子扫描检查。因为，化学或放射线治疗在治疗期间或治疗疗程结束后短期内，均可能造成正电子扫描结果呈假阴性（多产生于化学治疗）或假阳性（多产生于放射线治疗）。

若病情需要接受正电子扫描检查，则需等待一段时间，等化疗药物与放射线引起的作用减退之后，再进行正电子扫描。一般建议的等候时间，单纯化学治疗需要 2～4 周，单纯放疗或同步化疗放疗需要 6～8 周。

文／林可瀚（核医学部特聘主治医师）

骨扫描

　　肺癌发生骨转移的概率相当高，但是早期的骨转移并不会有明显的症状，而一般的血液或影像检查也不容易探测骨转移，所以肺癌患者在诊断肺癌分期，或者是治疗后的追踪，常常会借助核医学的全身骨扫描（whole body bone scan）来提早诊断或排除骨转移，给予患者适当的治疗。

　　骨扫描的原理主要是利用癌细胞转移至骨头之后，会破坏骨组织，也会刺激周围的骨骼修复，而增生的新骨会吸收更多的钙与磷酸盐。这时候我们将带有放射性同位素标记的磷酸盐经由静脉注射至体内，增生较多的部位就会吸收较多的放射性磷酸盐，再利用核医学的伽马摄影机（gamma camera）接收这些放射信号，进而在骨扫描上呈现出这些骨转移的病灶。

　　以下就"骨扫描"这项检查解答经常被询问的一些问题。

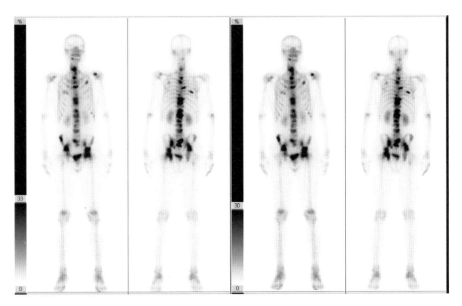

图 4-2　全身骨扫描显示多发性骨转移（图中显示黑点部位）

Q1 接受骨扫描需要注意的事项是什么?

A: ● **检查前**：不需要特殊的准备，受检者可以正常进食与服用药物。接受检查当天到核医学科注射造影用的药剂之后，可自由活动与饮食，2 ~ 4 小时之后回到核医学科接受检查。注射药剂之后尽量多喝水，且在接受检查之前需解小便，此外，患者若有人工尿袋则应于造影前清除，或患者有尿液污染衣裤，也应换掉。身上若有金属物品，如手表、手镯、项链、义肢等皆应于扫描前移除。由于骨扫描的药剂会经由肾脏排泄，如果能够多喝水，可以排出体内多余的药物；而留在骨骼的药物，会让骨扫描影像较为清晰。

● **检查时**：需平躺 20 ~ 30 分钟。影像经医师初步判断之后，部分受检者可能需要增加局部的影像检查，甚至是利用新型的 CT 伽马摄影机（SPECT / CT）进行局部精密扫描，时间为 10 ~ 20 分钟不等。

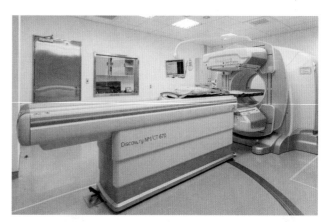

Q2 骨扫描的安全性怎样?

A: 骨扫描所注射的放射性磷酸盐药物，造成过敏反应的概率极低，大约为 4/10000 以下；即使产生过敏反应，也多为轻微症状，包括荨麻疹、恶心呕吐、发烧、脸部潮红、气喘等等。扫描所使用的药物对肺脏、肝脏、肾脏等器官不会产生毒性。

而一次骨扫描所接收到的辐射剂量为 4 ~ 5 毫希，产生辐射伤害的机会极低，受检者无需担心。受检者做完骨扫描之后，身上仍带有微量放射线，此时应多饮水与排尿，加速清除体内的放射线。

Q3 骨扫描的优点与缺点是什么？

A： 骨扫描具有大范围全身扫描的优势，一次的扫描即包含全身骨骼部分；其他检查如 X 光、CT 或磁共振等，多半是进行局部范围的扫描，若要进行全身性的扫描，则辐射剂量会大幅增加，而且检查时间相当冗长。

骨扫描对探测肺癌的骨转移有相当高的敏感性。转移至骨骼的肿瘤，只要对骨骼产生轻微破坏与再生的反应，就可以被骨扫描探测到。相对于传统 X 光检查需要骨骼产生明显的增生，或者是被破坏 50％ 左右才能被探测到，骨扫描的高敏感性对于肺癌骨转移的早期诊断，非常有价值。

但骨扫描并非完美无暇，它的最大缺点是特异性（专一性）较低。许多良性、非肿瘤转移的病变，如：骨折、退化性关节炎、骨髓炎，甚至是近期的骨挫伤，都会造成骨骼的修补反应，进而在骨扫描的影像上呈现局部放射活性升高的情形。

部分良性的病变，核医学科医师借由病灶表现的形态、位置以及分布的情形，可以排除肿瘤转移的可能性。但仍有部分病灶无法借由临床经验判断，此时便需要配合局部的 X 光、CT、磁共振造影甚至是病理组织切片等检查来帮助诊断。

文／林可瀚（核医学部特聘主治医师）

全身骨扫描的复燃现象

肿瘤治疗效果很好时会有骨头的修补反应，此时，骨扫描的影像上会呈现局部放射活性升高的情形，即称为复燃现象（flare phenomenon）；此种现象常见于化学治疗、靶向治疗的治疗初期（3 个月内），此信号意味着治疗效果甚佳而不是疾病恶化。

文／蔡俊明医师

血液肿瘤标记检查

　　抽血检查就可以得知是否罹患肺癌吗？如果这么简便就好了！医学研究正积极朝此方向发展，但在现阶段，想经由抽血检查来判定是否罹患肺癌是不可能的，不过，检查结果提示，可以作为是否需要接受进一步检查的依据。

　　目前可以检测的与肺癌相关的肿瘤标记主要有 Cyfra 21-1、CEA、CA125、CA199、SCC 与 NSE 等数种。

肿瘤标记与肺癌——
肿瘤标记异常不代表罹患肺癌

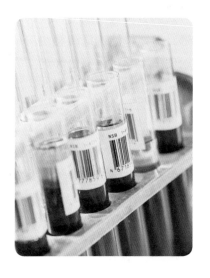

　　现阶段没有任何肿瘤标记可以确诊肺癌，也没有任何肿瘤标记可以用来早期筛查肺癌。肺癌患者抽血检查常出现异常的肿瘤标记有 Cyfra 21-1、CEA、CA125、CA199、SCC 与 NSE。这些肿瘤标记用于筛查肺癌在特异性限定为90％～95％时，其敏感度分别达到40％～55％、40％～50％、30％～40％、15％～24％、14％～30％与10％～25％，若三项同时检查也很难超过65％，也就是说即使真的罹患了肺癌，抽血检验上述这些肿瘤标记时，仍有大半的概率会因结果正常而被漏掉，无法完全筛查出来。

　　CEA、CA125、CA199 常用于大肠直肠癌、卵巢癌及消化系等其他系统癌症的检查，若抽血检查上述肿瘤标记结果发现异常，除以上相关癌症外，也不要忽略了罹患肺癌的可能。相反的，即便这些肿瘤指标值异样偏高，探测出很有可能患癌的事实，但因这些肿瘤标记的组织特异性不高，所以也无法单单以肿瘤标记显示出的异常数据，就一口咬定是肺癌，而非其他癌症。肺脏的弥漫性发炎性病变也常会造成血清 CA125、CA199 数值的上升。CA125 也会受到女性经期的影响。

针对肺癌而言，Cyfra 21-1 及 NSE 的特异度比 CEA、CA125、CA199高。血清 Cyfra 21-1 值升高常见于非小细胞肺癌的鳞状细胞癌，其敏感度为 60% ~ 85%；肺腺癌的敏感度降为 30% ~ 55%；而小细胞肺癌的敏感度更低，仅为 16% ~ 30%。NSE 升高则较常见于小细胞肺癌，敏感度达 77% ~ 85%，但对非小细胞肺癌的敏感度则不及 30%。CEA 升高可能与抽烟习惯有关；女性 CA125 升高可能与月经周期有关；发炎性疾病如肺结核、急性间质性肺炎也可能引起 CEA、CA125、CA199 等肿瘤标记异常升高。

鳞状细胞癌抗原（squamous cell carcinoma antigen，SCC）用以探测鳞状细胞癌、子宫颈癌、肺癌、头颈喉癌、食道癌、阴道癌、肛门癌等肿瘤会使肿瘤标记物升高。但用来探测肺癌时，敏感性和特异性不如上述其他肿瘤标记。在诊断时肿瘤标记物升高，也能作为疗效和复发评估的参考。

此外，每个检验机构的标准值可能不同，所以比较不同医院所做的检验结果并不客观。一般情况下，若肿瘤标记骤升，可能是肿瘤活性较强、肿瘤较大，或散布较广已有转移。肿瘤标记用于肺癌疗程或病程的追踪是一大利器，治疗有效时下降，疾病复发或恶化时逐渐上升。

患者若有胸腔积液，抽出积液检查若显示 CEA 或 Cyfra 21-1 值异常，则属恶性积液的可能性高达 90% ~ 97%。相反，恶性胸腔积液的患者，却只有 50% ~ 60% 积液中的 CEA 或 Cyfra 21-1 值会升高，倘若两者同时检测，异常上升的敏感度可提高 10%。

认识肿瘤标记的特异性与敏感度

● **特异性**：某一肿瘤标记因癌症以外疾病造成增高的机会很少，即表示该肿瘤标记对癌症的特异性高。例如，用于检测癌症的特异性为90%，即表示此肿瘤标记增高时，有10%的机会是由非癌症因素所引起的。

针对肺癌而言，如果特异性很高即表示因其他癌症或良性疾病而致的异常可能性极低。

● **敏感度**：只要身体有肿瘤，不管大小，都可探测出来，便是敏感度达100%；反之，一群肿瘤患者接受检查，结果只有少部分人（假设为10%）被探测出来，即是敏感度低（敏感度为10%）。

有些肿瘤标记敏感度低但特异性高，若检查结果异常，则患癌症的机会很高；但如果结果正常，也不能排除癌症的可能。反之，敏感度高而特异性低的肿瘤标记，若检查结果正常则患癌的机会相对较低；但若检查结果不正常，则很有可能是其他非癌症因素造成的异常，虽有可能患癌，但也不能太肯定。

因此，**理想的肿瘤标记应该敏感度与特异性均高，表示检查结果正常时，可以排除患癌的可能，若结果异常，则表示患癌的机会很高。**

▶ 肿瘤标记与肺癌检测、诊治

肿瘤标记异常不代表罹患肺癌，那么，抽血检验肿瘤标记到底有什么临床意义呢？以下针对几种状况来说明——

● **状况一**：健康检查结果发现肿瘤标记值异常偏高。

● **解读**：如果本身没有任何不适症状，经由例行性健康检查发现Cyfra 21-1、CEA、CA125、CA199、SCC与NSE中的任何一项或多项检验值偏高，请务必就医再重复一次该项不正常的检验，由医师针对与异常肿瘤标记有关的各种癌症评估风险，并进行检查。除此之外，请照一组"正面、侧面的胸部X光片"，必要时甚至进行胸部CT检查，以作为判断是否罹患肺癌的依据。

若所有检查均无异常，间隔 2 个月后，再重复检查一次肿瘤标记，若肿瘤标记值明显变低或维持不变，可暂不做检查，定期追踪；若仍持续增高，则身体隐藏癌症危机的可能性大增，宜安排更深入详尽的检查以找出潜在病因。

● **状况二**：老烟枪、长期吸二手烟或有家族病史、结核病史、从前有过胸腔疾病且胸部 X 光显示肺部有瘢痕等的肺癌高危险人群，肿瘤标记检查结果异常。

● **解读**：这类患者检验发现肿瘤标记值异常，处理原则与**状况一**相同。唯胸部影像检查部分，除 X 光检查外，最好进一步接受"低剂量胸部 CT 检查"，追踪原则也与**状况一**相同。

● **状况三**：有咳嗽、咯血、体重下降等症状，胸部 X 光显示疑似肺癌病灶，或是已诊断确定罹患肺癌的患者，由医师决定做肿瘤标记检查。

● **解读**：不论是高度怀疑可能罹患肺癌的患者，或是已经确诊，甚至曾经接受过手术、化学药物或放射线等各类治疗的肺癌患者，医师安排做肿瘤标记检查的目的，通常兼具协助诊断与病情追踪两项，也就是说一方面可以作为确诊、判断疾病严重度的参考依据，同时，也可以依疗程中各个阶段（如各种治疗前、后）肿瘤标记值的变化，了解治疗成效并借以判断患者预后的好坏。

肿瘤标记虽非绝对必要的检查项目，但在癌症的诊断、追踪中扮演了相当重要的角色，运用得宜是一项高深的医疗技术，而是否需要做这样的检查、又该抱持怎样的态度面对结果，相信在对肿瘤标记有更深一层的认识后，也能做出较佳的判断，更懂得如何与医师沟通及向他们请教问题。

文／蔡俊明（胸腔肿瘤科特约主治医师）

PART ⑤ 肺癌的病理与分子诊断

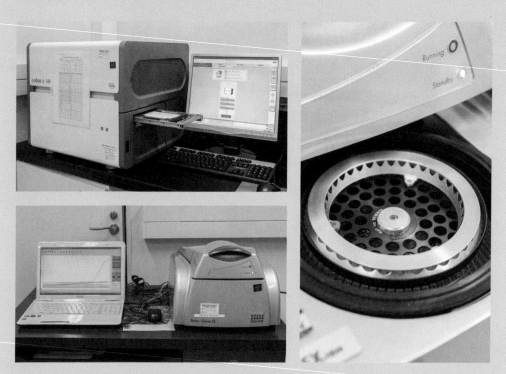

EGFR real-time PCR（即时聚合酶连锁反应）

了解分子病理检查的重要性

恶性肿瘤的分类，原则上是依产生恶性变化的组织细胞来源而定，例如：恶性的淋巴细胞被称作淋巴瘤，恶性的造骨细胞则会产生骨肉瘤。

中文所说的"癌"，通常是指由上皮细胞发生恶性变化后，增生而成的肿瘤，而随着上皮细胞的种类不同，也就有各种不同的癌症分类。根据世界卫生组织的统计，在所有的肺部恶性肿瘤中，肺上皮癌占了超过99%，其余的各种恶性病变，加起来才占不到1%。

肺癌病理组织分类

肺癌在病理组织学上的分类，由于上皮细胞类型的不同，可大致分为4个类型——

● **腺癌（adenocarcinoma）**：由肺泡或细支气管上具腺体分泌功能的上皮细胞恶性增生而成。与吸烟无关，过去在女性中较为常见，现在随着吸烟人口的下降，已超越鳞状细胞癌成为最常见的肺癌类型，大多发生在肺部远离主气管的周边区域。

● **鳞状细胞癌（squamous cell carcinoma）**：以前最为常见的肺癌类型，男性较多，吸烟为主要的致病危险因子，因香烟所含的各种有毒成分会伤害、破坏气管内原有的柱状纤毛细胞，修复后的上皮会先产生保护性的鳞状上皮化生（metaplasia），随着致癌物质长时间的累积与伤害，这些保护作用的鳞状上皮会进而产生癌变，形成鳞状细胞癌，发生的部分多为靠近主气管、肺部的中央部位。

● **大细胞癌（large cell carcinoma）**：包括大细胞神经内分泌癌、淋巴上皮瘤样癌等。命名是因相对于小细胞癌来讲，这类癌症的肿瘤细胞较大，但其大小与腺癌及鳞状上皮癌基本上是一致的，并没有特别巨大。

● **小细胞癌（small cell carcinoma）**：可能是源自肺部能分化成神经内分泌功能的前驱细胞，因癌细胞较小而得名。病理特征包括染色深且相互推挤形成压痕的细胞核，不明显的核仁，以及相当少量的细胞质。此种癌症极易扩散，且因具有程度不等的神经内分泌功能，患者可能出现一些肿瘤伴生综合征（paraneoplastic syndrome）的症状。发病时往往以多个肺部肿瘤表现，因而难以切除，但对放射线治疗或化疗的敏感性较高。

此4类肺癌仅为初步的分类，因临床表现与治疗的不同，前三者又可与小细胞癌区分开来，合称为非小细胞癌（non-small-cell carcinoma, NSCC），各自还可再细分出不同的细胞外观或生长模式之亚型。亦有部分罕见癌症，不被归于此四大分类中。

随着医学的进步，肺癌分类对于目前持续进展中的个性化治疗极为重要，因为其需要大量的病理诊断资讯作为治疗时的参考依据。例如，鉴别出非鳞状细胞非小细胞癌，就能避免鳞状细胞癌患者使用阿瓦斯汀（Bevacizumab）治疗产生的毒性不良反应，或者给予腺癌患者提供上皮生长因子受体（EGFR）基因突变检测以作为提供酪氨酸激酶抑制剂（tyrosine kinase inhibitor, TKIs）治疗的重要依据。另外，ALK融合蛋白以及KRAS基因的检测也是提供患者个性化治疗的重要指标。因此，目前在肺癌的诊断上，组织学、特殊染色、免疫染色以及分子诊断皆是病理医师工作必须涵盖的范畴。

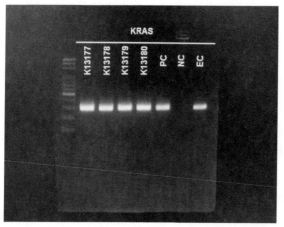
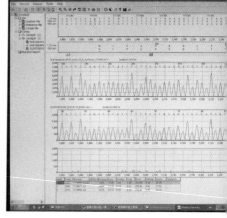

图 5-1　基因直接定序法

因此，以治疗为出发点的肺癌分类，必须先将肺癌区分成非小细胞肺癌（NSCLC）及小细胞肺癌（SCLC）两大类，而后再将非小细胞肺癌区分为鳞状细胞癌及非鳞状细胞非小细胞癌。其中，再将非鳞状细胞非小细胞癌进一步区分为腺癌、大细胞癌或其他非小细胞肺癌类型。在大细胞癌中还有一类罕见的大细胞神经内分泌癌（large cell neuroendocrine carcinoma），与小细胞肺癌同样具有神经内分泌的细胞分化，同属神经内分泌癌（neuroendocrine carcinoma，NEC）分类。因为相当罕见，目前仍在探讨与小细胞癌的治疗方式是否有相仿之处。

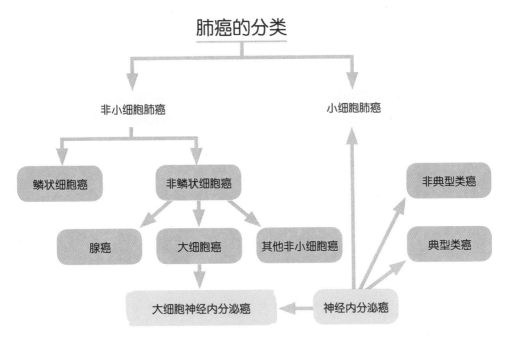

图 5-2 肺癌的分类

肺癌的病理学诊断

肺癌的病理诊断标本来自外科切除的器官、内科的活体组织切片以及细针穿刺、灌洗液、胸腔积水等细胞学标本。面对晚期非小细胞肺癌患者，病理医师必须以小量的标本进行病理诊断，除了要提供肿瘤的类型、分期之外，还要

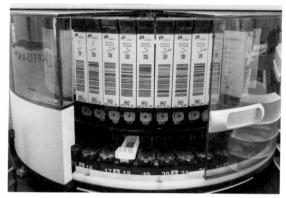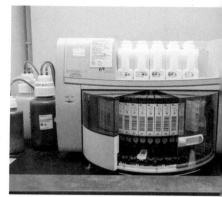

图 5-3　组织特殊染色

加上特殊染色（special stain）、免疫组织化学染色（immunohistochemistry，IHC）以及分子诊断资讯，以提供临床用药的参考。

临床上大多数的标本皆来自穿刺切片或细胞学标本，有时因为取得的癌细胞相当有限，加上肿瘤本身的分化较为不明显，诊断分类就会变得相当困难。世界肺癌研究学会（IASLC）指出，无法明确分类的非小细胞肺癌应该进行免疫染色或黏液特殊染色（mucin stain），以进一步区分是否为鳞状细胞癌或其他可能性，若仍无法区分，则会建议进行分子诊断，以利于病理分类并提供临床用药参考。

因此，特殊染色、免疫组织化学染色和分子病理对于肺癌病理诊断是相当重要的，即使进行相同组织学诊断的患者，其 EGFR、EML4-ALK、KRAS 或其他项目的分子诊断检测，仍可能区分出不同的基因变异，这除了能帮助判断组织病理类型，在治疗上亦可根据不同的基因变异提供不同的靶向治疗。

认识肺癌分子病理诊断

目前能接受分子诊断检测及靶向治疗的肺癌患者，以肺腺癌为主。肺腺癌在非小细胞肺癌中占了 70% 以上的比例，目前最常使用的分子诊断标的为上皮生长因子受体（EGFR）突变。另一常见的肺癌类型"鳞状细胞癌"的分子诊断，目前也在持续研究中。

《新英格兰医学》杂志在 2004 年详细刊载了关于上皮生长因子受体（EGFR）突变的描述。EGFR 是一种跨膜受体蛋白，属于 HER/erb 家族，位于第 7 对染色体的短臂上，在其基因外显子（exon）18-21 的位置发生突变时，会影响此受体的内在酪氨酸激酶（internal tyrosine kinase），使得 EGFR 无视于外部作用，直接进行活化产生作用，引发的结果为增进细胞分裂并抑制细胞凋亡（apoptosis）。目前使用的靶向药物，如特罗凯（Tarceva）及易瑞沙（Iressa），就是抑制酪氨酸激酶的作用。因此检测患者肿瘤是否具有 EGFR 突变，能预测患者对于 EGFR 酪氨酸激酶抑制剂（TKIs）的治疗是否会有反应。

在 EGFR 突变中，最为常见的是外显子 19 的删除（deletion of exon 19），发生在氨基酸位 746-750 的位置，其次则是外显子 21 的点突变（point mutation），称为 L858R，这两种突变最为常见，占了全部的 85% 以上，运用**特罗凯及易瑞沙**对其治疗，效果皆佳。其他位于外显子 18 到 21 的突变则较为少见，值得一提的是位于外显子 20 的突变（例如 T790M），此处的多数突变都会对酪氨酸激酶抑制剂产生抗药性（resistance），因此靶向药物治疗效果不佳。

具有 EGFR 突变的肿瘤较常见于亚洲的患者及女性，也较常见于无吸烟的患者，绝大多数的 EGFR 突变都发生在**肺腺癌**，但黏液型肺腺癌（mucinous adenocarcinoma）除外，鳞状细胞癌等其他的肺癌分类亦相当少见。亚洲人的肺腺癌中出现 EGFR 突变的比例比西方人高出 60%。

在 EGFR 的分子诊断方面，基于检测标本中癌细胞以及组织细胞的异质性，通常会以显微切割（microdissection）取得切片中癌细胞比例较高的区域来进行分子检测。检测的方法有许多种，目前使用最多的为直接定序法（direct sequencing），优点是可以探测到新的突变点，但缺点是敏感度相对较低，需有至少 10% 的基因突变量才能被检验出来。至于其他几种敏感度较高的分子诊断法 [如：Scorpion ARMS 等以 real-time 聚合酶链锁反应（real time-PCR）为基础的检验方式]，同样有其局限性，因为引子（primer）的设计，只能检验出 20 多种目前已知的 EGFR 突变型。简而言之，若是单纯进行检测，建议使用敏感度高的检测方法，但若是要研究未知的突变点，则建议使用直接定序法。经过分子检验确定有 EGFR 突变的患者，接受酪氨酸激酶抑制剂（TKIs）治疗后，存活期会更长。

此外，免疫染色也是未来可发展的检测法，主要是因为检测方便以及成本上的优势。目前已有针对常见的 L858R 和外显子 19 的删除所使用的染色抗体，其能探测到的突变型占了所有已知突变的 50% 以上，若和直接定序法的结果进行比较，免疫染色亦具有相当高的专一性。但若要运用到临床上，还需要累积更多的临床数据来确认其效能。

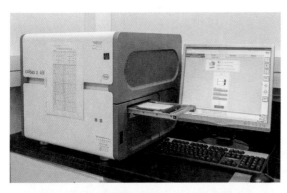
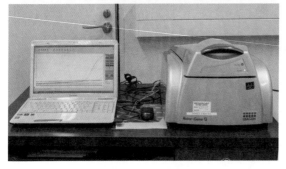
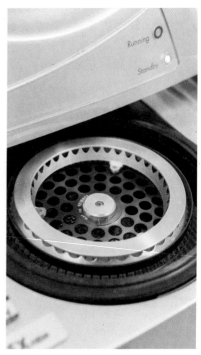

图 5-4　EGFR real-time PCR（即时聚合酶连锁反应）

▶ ALK 融合蛋白

ALK 融合蛋白在 2007 年首次被发现，位于 2 号染色体的短臂（p 臂）。因发生删除及转位，使得 EML4 与 ALK 这两种基因相连，造成此种融合蛋白被永久性地活化。此种突变约可在 5% 的肺腺癌患者身上发现。与 EGFR 突变类似，ALK 融合蛋白也较常见于年轻的非吸烟者或极少吸烟者，但具 EML4-ALK 转位突变的患者，以少吸烟的年轻人居多，男女的比例无明显差异，且不会同时具有 EGFR 或 K-RAS 的突变。

目前用来探测 ALK 融合蛋白的方法包括荧光原位杂交法（fluorescent in situ hybridization，FISH）、ALK 免疫组织化学染色以及反转录聚合酶链锁反应（reverse transcription PCR，RT-PCR）。目前以荧光原位杂交法为检验标准，其优点为能检验出各种不同的 ALK 重组突变，包含目前未知的突变型，缺点则在于技术难度及费用皆较高。

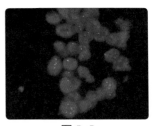

图 5-5
ALK 荧光原位杂交法

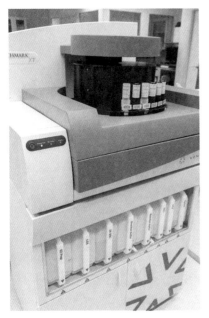

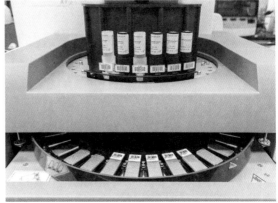

图 5-6　ALK 免疫组织化学染色

ALK 免疫组织化学染色也可能是未来可选用的检验法之一，有研究指出，当 ALK 免疫组织化学染色在标本上呈现强度阳性时，结果与使用荧光原位杂交法有高度的一致性，但在呈现中度或微弱阳性时，两种检验方式的相关性就会降低。换言之，在 ALK 融合蛋白方面表现较强的患者，能够以免疫组织化学染色进行检测，目前有 3 种针对 ALK 基因突变的染色抗体，敏感性与特异性均在95% ~ 100%之间，效果甚佳。

至于反转录聚合酶链锁反应，则能借由基因突变的断裂点（breakpoints）来探测 ALK 融合蛋白，敏感度很高，但尚缺乏与荧光原位杂交法或免疫组织化学染色结果的一致性比较的数据，且只能检验出特定已知的断裂点。

EML4-ALK 转位突变肺癌所占比例虽然不高（约 5%），但近年极受关注，原因在于发现一种 C-MET 路径的抑制剂药物——克里唑蒂尼（Crizotinib），其在临床试验中有很不错的结果。

病理诊断流程

以肺癌的治疗为例，病理分类通常必须在很小的标本上进行许多检测。这些检测包括以免疫组织化学染色（IHC）、直接定序或是即时定量聚合酶链锁反应（real-time PCR）等方式探测 EGFR 突变；若 EGFR 没有突变，接着以荧光原位杂交法、免疫组织化学染色或反转录聚合酶链锁反应等方式检测 ALK；若 ALK 没有变异则需检测 KRAS 基因，再根据整体的检测结果提供不同的个别治疗建议。例如：EGFR 突变阳性时，建议以酪氨酸激酶抑制剂（如：易瑞沙、特罗凯、阿法替尼）进行靶向治疗；而 ALK 变异为阳性时，建议使用克里唑蒂尼（Crizotinib）治疗。

这样循序渐进的检测虽然节省成本但相当耗时，目前许多研究皆采用这样的检测规则。但此检测流程是建立在 EGFR 与 ALK 等基因变异且各自独立，而不会同时发生的假设基础上。然而，在 2011 年 Kris 等人以 1125 位肺腺癌患者为对象，进行的致癌基因突变分析研究发现，在 23 位具有另一种较少见的 PIK3A 突变的患者中，只有 30% 的患者仅有 PIK3A 这一种突变，另外 70% 的患者仍会同时合并他种突变，包括：KRAS、EGFR、ALK、MEK1 或是 BRAF 的基因突变。这表示少数患者的确会同时具有不同的突变存在。因此，同时进行广泛的分子诊断检测有其重要性，也可能是将来针对肺癌个性化治疗进行分子检测的趋势。

总的来说，肺癌个性化治疗的时代已经来临，未来肺癌的肿瘤病理诊断，势必会需要整合组织形态学、分子生物标记以及肿瘤基因分析，这样才是一份对治疗患者最有助益的完整报告，这也是病理医师未来必须努力的发展方向。

文／周德盈（病理检验部·分子病理科主任）

基因检测的重要性

"医师，我到底要不要做肺癌的基因检测？"虽然基因检测尚不足以预测肺癌的发生，但肺癌患者的生命会因为基因筛查、靶向药物的使用而延长。正因为如此，在确诊罹患非小细胞肺癌后，医师会对患者的肿瘤组织或标本做进一步的基因检测，让患者能接受最完善的治疗。

"基因检测"会直接影响治疗方向和药物的选择，同时也影响疾病的治愈机会及存活期。因此，等待基因检测报告这段时间，应避免无效的药物使用所引起的不良反应，同时减少药物费用支出。

然而，基因检测报告（约10天）至核准药物使用（约2周）将近1个月的时间，这期间对许多患者来说是一段很难熬的时间。但是对绝大多数的患者而言，明确有效的治疗绝对优于病急乱投药，盲目治疗除了无益更可能有害，并且可能失去日后参加新药临床试验的机会。

从确诊至决定治疗方向，到开始治疗，以不超过1个月为期限，这是可以接受的。

文／蔡俊明医师

PART ⑥ 肺癌的分期与治疗

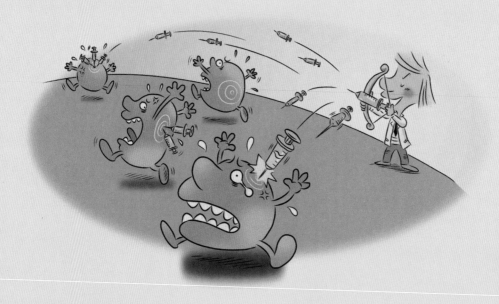

如何与医师讨论病情

　　肺癌分为小细胞肺癌、非小细胞肺癌，而非小细胞肺癌又细分为肺腺癌、鳞状上皮细胞癌、大细胞癌。因细胞型别、期别和侵犯的范围，治疗方式也有极大的差异，因此，我们归纳临床上常见的问题，通过简单地说明，让患者和家属能够充分了解病情，进而选择适宜的治疗方法。

当医师告知罹患肺癌时

　　当被告知罹患肺癌时，建议询问医师以下问题——

1. **肺癌的分类**：小细胞肺癌？ 非小细胞肺癌？ 肺腺癌？ 鳞状细胞癌？ 其他型别？

2. 将会**安排哪些检查**来评估病情？ 每项检查的目的为何？ 等待检查或接受检查过程，有无特别需要注意的事项？

3. **肺癌的临床分期**：肺癌肿瘤的侵犯程度（T）、淋巴结是否转移或转移情形（N）以及是否有远端转移（M）？

4. 是否有**个案医师**可以协助咨询？

5. **下次门诊时**（或是和医师见面时），要和医师讨论哪些事呢？ 家属需要在场吗？

文／蔡俊明医师

当医师提供治疗选择时

1. **目前癌症的状况如何**？ 是否侵犯到周围器官？ 是否转移至其他器官？

2. **能否进行手术切除**？ ——请参见"与医师讨论手术方式时"。已接受手术切除者要知道术后的病理分期、手术后复发的可能性、是否需要后续治疗，如化学治疗、口服药物治疗。若目前无法进行手术，是否完全无手术的机会？

3. 肺癌的**组织形态**是否具有 EGFR、ALK 等基因变异？只有了解肺癌的组织形态和基因突变，方能决定"有利的治疗方向和药物"。

4. 医师认定或建议的**治疗计划**为何？疗程与治疗的不良反应？可有什么方式或药物减轻不良反应？

5. 预计需要住院多久？治疗完后多久可以评估治疗成果？有无复发的可能？

文 / 蔡俊明医师

与医师讨论手术方式时

肺癌的早期诊断非常困难，绝大多数患者在诊断出肺癌时都已经转移到远处淋巴结或器官。只有少数幸运的早期肺癌患者得以接受完整的手术切除治疗，得到治愈癌症的机会。因此，当医师告知要进手术治疗时，必须向医师确认以下事宜，我们希望患者在接受手术前对即将面对的医疗过程有更清楚的认识，也更能与医师配合。

▶ 术前讨论事项

1. **手术治疗的目的及其必要性**：是治愈性手术，还是以缓解症状为目的？预定的手术方式为何？外科医师选择该手术方式的理由？除此之外有无其他手术方式可供选择？除了手术以外有无其他取代的治疗方式？

2. **手术的基本程序**：包括预定的手术方式及手术切口的位置，术后可能留置于患者体内的管线及位置（如：尿管、鼻胃管、胸管、中央静脉导管等）。

3. **手术及麻醉的风险**：包括常见及罕见的并发症，其发生的概率及致死率。

4. **后观察期**：留院观察时间，需不需要转入加护病房。

5. **术后疼痛的照护**：需不需要疼痛控制，疼痛控制有哪些方法及其利弊。

6. **术后恢复期**：照护人员的需求与配置，需要哪些照护、术后营养咨询等。

▶ 当手术完成要出院时

1. 手术伤口的照护。

2. 出院所带药物及其作用。

3. 预约复诊的时间。

4. 发生特殊或紧急状况，如：高烧不退、呼吸困难、大量咯血等的处置及联络方式。

文 / 吴玉琮医师

如何告知医师个人的需求

▶ 想更换医师时该如何收集相关病历摘要和拷贝检查过的影像资料?

请审慎评估是否真的需要更换医师，请将转诊所需的时间也列入考虑，毕竟肺癌不是几次门诊就可以解决的，若确定要换医师，请与原来主治医师先做沟通，可以和医师说明因为要和儿女同住、方便照料、熟识的朋友在医院工作等理由，所以家人希望转院治疗，谢谢医师这段时间的照顾等等，相信多数的医师都不会为难你，也能顺利拿到下述资料——

请尽可能拿到病历摘要及病历影印本；如果做过影像检查（如CT、正电子扫描、磁共振及骨扫描等），请复制一份完整的影像学检查片子及报告。

如果做过肺切片（穿刺），请拿到肺切片的正式病理报告，如果是肺腺癌请拿到基因检测的报告。如果接受过药物治疗，请先弄清楚原来使用的药物的名称、剂量及治疗经过。

▶ 如何告知医师身体的不适?

无论是因为疾病本身或是因为治疗产生疼痛及治疗所引起的不良反应，如化疗所引起的恶心、呕吐等，这些不适症状皆可以借由医师的处方获得缓解。此外，每个人对疼痛的忍耐程度不同，若为疼痛请详细告知医师疼痛的部位、疼痛的性质（麻痛或刺痛等）及严重程度，切勿硬忍疼痛，请医师协助控制疼痛。

肺癌细胞特别容易转移至骨头及脊椎、脑部、肝脏、肺部、肾上腺、皮肤等器官。

当癌细胞转移至特定部位时，就会产生症状。例如，骨头转移常会造成骨头疼痛；若转移至脑部则可能会有头痛、恶心、呕吐、意识模糊、肢体无力等症状；若转移至肝脏则可能会有腹部疼痛、黄疸、腹水等消化道症状。

如出现异常症状请主动告知主治医师协助安排相关检查来确定是否有转移。

文／宋易珍个案管理师、洪秀莹个案管理师

面对另类疗法时

所谓另类治疗（alternative medicine）是指使用单一药物之外的保健品，例如，氨基酸、藻类、高蛋白饮食、抗氧化、增强免疫力等保健食品。是否该使用？我们建议应与主治医师讨论后，双方有所共识才可使用，不要使用无相关政府部门核准的食品及少数人推荐的药物，因为这些往往缺乏医学根据。

▶ 另类治疗扮演哪种角色？

另类治疗提供患者另一线治疗希望，在许多癌症末期或初诊后，为求得心安或追求疗效更好，患者和家属很容易接受另类治疗，或抱持中西合并的治疗理念，若未经主治医师认可或告知主治医师而擅自用药，极可能出现不可预期的不良反应，甚至延误正规治疗时机。

▶ 肺癌常见的另类治疗方式为何？

所谓的另类疗法（complementary and alternative medicine, CAM）是指舍弃使用正统治疗方式而改用未经证实有效的治疗法。虽然未经证实疗效，却被全球癌症患者广泛使用，据统计约有 1/3 癌症患者曾使用或正使用另类疗法，但多数的医师未曾与患者或家属讨论另类疗法的利弊或影响，同时，患者也希望医师能对另类疗法更了解并能与患者主动讨论其治疗效果。

常见的另类疗法——特殊饮食，如生机饮食、排毒餐；心理治疗；康复运动，如瑜伽、太极、气功、静坐、按摩；身心治疗，如催眠、音乐治疗；还有中草药、维生素、针灸、免疫增强剂等，其中又以"中草药"使用最普遍，天然草本植物本就含许多具抗癌效果的生物碱，如 etoposide、taxol、vincristine、topotecan 等药物均来自植物提炼或半合成。但是，中草药大部分未纯化，疗效机制未明，且使用剂量尚未标准化，与其他药物恐产生交互作用，对身体反而会造成伤害。

至于"生机饮食"，目前并无证据显示特定饮食可治愈或延长癌症患者的存活期，而特定饮食中高含量碳水化合物搭配低脂肪也证实无效，反而出现体重减轻。而患者的饮食限制太多、制作费时、口感不佳也会给长期使用造成困扰。

若希望能在治癌领域中占一席之地需进行严谨的临床试验，另类疗法目前已有数种中药萃取物进行临床试验，但大部分均面临几个困境——患者常接受一种以上疗法、不愿接受随机试验、试验药物的成分无法标准化、不易找到安慰剂（placebo）的方式进行比较等，因此，若欲接受另类治疗需小心评估，应事先与医师商量。

文／赖信良医师

L- 谷氨酰胺

L- 谷氨酰胺是人体组织修复时非常重要的氨基酸，也是人体肠道细胞、免疫细胞及肌肉纤维母细胞等重要能量来源；正常人可通过富含蛋白质的食物摄取足量的 L- 谷氨酰胺。放射、化学及靶向治疗会破坏分裂速度快的正常细胞，导致口腔、消化道黏膜受损，造成进食吞咽时口腔和食道的不适和疼痛。这时候，补充 L- 谷氨酰胺可快速修复受伤的黏膜，改善症状。2013 年 4 月《新英格兰医学》杂志发表一篇以急重症加护病房的病危患者为研究对象的临床试验报告，指出给予 L- 谷氨酰胺对这组患者的存活并没有助益。这篇报告由于研究对象十分特殊，并不能比拟可以接受放射、化学及靶向治疗等体能状态较好的癌症患者，因此在肿瘤医学界并未引起注意和反响。

文／蔡俊明医师

常用保健品的评估——

- **褪黑素：**常用于治疗失眠、晕机，也能刺激免疫系统等，因具抗氧化效果，也用于抗癌，曾单独使用于肿瘤转移脑部患者，但研究证实无效，仅能减轻体重。

- **鲨鱼软骨：**利用其抑制肿瘤细胞血管的生成效果，希望能具治癌作用，但美国 FDA 临床试验已证实无效，也无法延长癌症患者存活期或改善生活品质。

其他尚有利用精油、催眠、气功、针灸等，但尚未证实具肺癌疗效，仅能提升身心状况。至于食补、草药、OPC-3 等，也尚未证实具有疗效，目前建议的十大营养食物为番茄、菠菜、坚果、花椰菜、燕麦、鲑鱼、大蒜、蓝莓、绿茶、红酒。

文／赖信良医师

了解肺癌的治疗方式

　　肺癌属于全身性疾病，只有 IA 期者（指原发肿瘤最大直径≤ 3 厘米，局限于肺脏局部）不需要接受"全身治疗"，如化学治疗等；其余第三期以内的有机会手术切除的患者，不仅要进行"混合治疗"即局部治疗（如放射线治疗、伽马刀治疗、手术治疗），还要再加上全身治疗（如药物治疗）。

　　至于无法手术的患者，治疗原则是在整个治疗的过程中，在不良反应可以承受的情况下，凡对患者有益的治疗（如靶向治疗、化学治疗）或策略（如维持性治疗）都要用上，且对患者有效的处方或药物能使用愈久愈好。

肺癌治疗的进步

　　肺癌治疗愈来愈进步，治疗也更多元化，患者只要把握治疗机会，活下去就会有希望，也有治愈的可能。

　　● 化学治疗：在过去，不同的化学治疗对不同组织形态的肺癌治疗成效看不出明显差异；力比泰（Alimta）上市后，发现其对非鳞状细胞包括肺腺癌有较好的成效。因此，细胞组织形态就变成很重要的决定治疗方针。此外，力比泰（Alimta）用在"连续性维持性的治疗"上，亦可以延长患者的存活期，它也是一种对脑部转移有效的化疗药物。

认识维持性治疗

晚期肺癌患者经过第一线化疗疾病稳定后，因病情复发过快或在追踪期内没及时复查导致延误或无法接受下一阶段治疗，一直是医师及患者的共同难题，因此发展出了"维持性治疗"（maintenance therapy）新策略。"维持性治疗"的两个主要前提包括：①有效果，能延长患者生命；②不良反应少，不会降低患者的生活品质。完成第一阶段化疗疗程后，若患者疾病没有恶化，便可考虑接续维持治疗，在第一阶段化疗有效的基础下，继续维持药效来控制肿瘤。

维持治疗有"持续性疗法"及"转换性疗法"两种，由医师评估患者肿瘤和身体状况来决定采取继续使用原先药物（即持续性疗法 continuation maintenance therapy）或换成其他不曾使用过的药物（为转换性疗法 switch maintenance therapy）。"持续性治疗"由于不需再使用新药物（此药物可保留在后阶段治疗），认同度比较高。

例如：第一线治疗 [如力比泰加上"铂化物"（如"顺铂""卡铂"及阿瓦斯汀）4 个疗程后，紧接着继续使用第一线治疗中不良反应少的药物（如力比泰或阿瓦斯汀）] 作为持续性的治疗，除了减少药物的不良反应外，希望延缓病情恶化，延长患者的生命，延后复发。

● **靶向治疗**：特罗凯（Tarceva）、易瑞沙（Iressa）、阿法替尼（Afatinib、Gilotrif）对 EGFR—TKI 者有效，上述药物对女性、不吸烟者、亚洲人效果较好，因为这些人的肺癌具有 EGFR 基因突变的概率高。如今，医师并不依据上述性别、吸烟史等"临床指标"作为靶向药物的选择，而是根据 EGFR 基因突变检测作为治疗的依据。

第二代靶向药物（阿法替尼、达可替尼），其中阿法替尼已上市，临床试验显示阿法替尼（Afatinib、Giotrif）用在有靶向抗药性肺癌的患者（和安慰剂相比），虽整体存活期提高有限，但却可以延长疾病的无恶化期，对脑部转移也有不错的治疗效果。

截至目前为止，第二代靶向药物是否比第一代有更好的疗效，还没定论，可以预期的是第二代的毒性比第一代稍强，所幸这些毒性并不难处理。针对抗药性突变 T790M 研发的第三代靶向药物正在进行临床试验，预期对于治疗后产生抗药性的患者将有不错的成效，而且可以降低皮肤的不良反应。

EGFR & ALK 基因检测

肺癌患者使用靶向治疗，先决条件是检测有无 EGFR 基因突变，这样靶向治疗才会有效。现在发现有另一种靶向 ALK 基因，ALK 基因在正常情况下应处于休眠状态，若 ALK 基因发生错位，会启动细胞癌变的开关，导致细胞癌化增生及转移。

临床上无 EGFR 基因突变的肺腺癌，有 10% ～ 15% 产生 ALK 基因变异。有 ALK 基因变异的肺癌，也有靶向药物如克唑蒂尼（Crizotinib、Xalkori）可以治疗，其治疗效果与特罗凯（Tarceva）、易瑞沙（Iressa）、阿法替尼（Afatinib、Giotrif）等用在 EGFR 基因突变的患者相同，但是克唑蒂尼（Crizotinib、Xalkori）通过脑部血液屏障的药物浓度很低（约 1 / 400），需留意脑部的转移或复发。

当疾病急性恶化时

当病情急速发展，而基因检测检查又尚未出结果时，该怎么办呢？如果患者体能状态或条件许可，应以"化学治疗"优先，因化学治疗对大部分患者具有疗效。但如果体能状况不适合化学治疗时，则可借助靶向药物治疗。医师会依据患者的状况做出较佳的选择，患者及其家属不需过于担心。

何时可以停止治疗

肺癌是全身性的疾病，只有第 IA 期接受根除性的手术治疗，其余分期者，都需要考虑接受全身性的治疗。

1. **第 IB 期**：手术治疗后是否需要接受辅助性治疗，这部分意见仍不一致。

2. **第 II 期**：手术治疗后需进一步接受 4 个疗程的辅助性化学治疗，疗程完成后仍需定期追踪。而口服靶向药物定位未明，不过很快会有大型临床试验的结果出炉。

3. **第 IIIB 期**：不能手术治疗者，同时给予放射线治疗与化学治疗，疗程结束后即完成所有的治疗；医师会进一步评估患者，视病情状况也有可能再给予 3 个疗程的化学治疗。在疗程之中如果疗效很好，经完整评估也可能有机会进行手术切除。

4. **第 IV 期**：接受靶向药物治疗者，若病情没有恶化，则需持续使用；接受化学治疗者，依其阶段性分别给予第一线治疗、第二线及后线的治疗。

认识个性化医疗照护

　　个性化医疗照护（personalized medicine），顾名思义是依据患者状态量身定制治疗计划。近年来肺癌靶向药物治疗的发展，让"个性化医疗照护"成为可能。与放射线治疗、化学治疗相比，靶向药物更合乎"对症下药"的原则。通过基因检测，预测患者肿瘤细胞对靶向药物的反应，进而帮助临床医师为癌症患者选择最适当的靶向药物，并与其他治疗法搭配规划完整的治疗方针，才是让患者获得最佳且最正确治疗的不二法门（precision medicine）。

文／蔡俊明（胸腔肿瘤科特约主治医师）

小细胞肺癌的治疗

　　小细胞肺癌和非小细胞肺癌的区别在于它具有快速分裂、增殖和早期扩散的特性，因此，小细胞肺癌治疗以"化学治疗"为主，必要时加做"放射线治疗"。以下针对小细胞肺癌的治疗原则、流程、常见问题进行详细的说明，让读者对小细胞肺癌的治疗有所认识。

小细胞肺癌的治疗原则

　　小细胞肺癌的生物特性及生长速度均异于非小细胞肺癌（如肺腺癌、上皮细胞癌等），因此在临床治疗方式及预后、追踪上，需与非小细胞肺癌、其他肺癌类型做区别。临床医师会根据小细胞肺癌的临床分期等，再根据患者的情况来决定治疗方式。过去将小细胞肺癌分为"局限型"及"扩散型"。**局限型**"指肿瘤位于肺部及附近淋巴或侵犯颈部淋巴，在放射线治疗涵盖的范围内。"**扩散型**"则表示癌细胞侵犯至远端器官，例如：脑、肝脏、骨头、心包膜、胸膜等。

　　2011 年全球统一肺癌分期系统，采用与非小细胞肺癌相关的新 TNM 分期系统（详见第 50 页肺癌的分期）。

　　早期小细胞肺癌（未侵犯任何淋巴结，且未发生远端器官转移） 肿瘤小于 3 厘米，肺功能佳，建议采用手术切除，术后追加 4 次化学治疗。

　　局限型小细胞肺癌 建议采用化学治疗搭配胸腔肿瘤放射线治疗；可同步化学治疗及放射线治疗，或先化学治疗 3 个疗程后评估疗效，若改善则续用放射线治疗，以减少不良反应，尤其对高龄（70 岁以上）患者。放疗后继续追加 3 次化学治疗。

　　扩散型小细胞肺癌 因不适合胸腔放射线治疗（例如：癌细胞转移至心包膜、胸膜、肝脏、骨头、脑部），乃采用全程化学治疗，总共 6 次化疗。

　　若肿瘤经治疗后消失或无任何转移病灶，则会建议进行"脑部预防性放射线治疗"，放射剂量约 250 厘戈瑞／次，分 12 次照完，总计量为 3000 厘戈瑞。这是由于小细胞肺癌治疗后，约 80％ 患者在 1 年内又复发，其中癌细胞经常转移到脑部，因此进行预防性治疗，以减少脑部转移的机会，并保持生活品质。

若肿瘤复发，则规划第二线化疗，第二线用药可使用 Topotecan（拓扑替康注射剂）、Ifosfamide（异环磷酰胺注射剂），每 3 周治疗 1 次，经 3 个疗程后再评估。需要放射线治疗的情况，如：脑部转移、骨转移、脊髓神经转移并压迫。

▶ 治疗流程

小细胞肺癌化学治疗使用 Cisplatin（顺铂抗癌）+Etoposide（依托泊苷抑特癌），每 3 个星期注射 1 次，每次治疗 3 天；药物剂量则根据体表面积计算，但需配合患者体能状况调整剂量，以不发生重大不良反应为原则。

3 次化疗后进行评估疗效，需安排胸部 CT、全身骨扫描及其他相关必要检查。若有改善则继续化疗 3 次或进行放射线治疗。若肿瘤仍继续恶化，则更改化疗用药，开始第二线化疗。

小细胞肺癌的病理诊断依据

小细胞在组织学形态有其特殊之处，即具有神经内分泌特性，因此，可用免疫组织化学染色法（immunohistochemistry stain）以特定抗体将癌细胞染色，若呈现阳性反应，则可判断其具特定神经内分泌特性。

小细胞肺癌治疗的常见问题

Q1 小细胞肺癌可以手术切除吗？

A: 肿瘤小于 3 厘米，尚未侵犯淋巴结，也未转移至远端器官，即属于 T1 分期者，若其肺功能正常并可承受手术者，此类小细胞肺癌可先进行手术切除肿瘤，再予以化学治疗，其 5 年存活率良好。

Q2 小细胞肺癌目前有效的治疗方式是什么？

A: 约有 99% 的患者在确诊为小细胞肺癌时，已有淋巴转移现象，因此不适合接受手术治疗，所幸，小细胞肺癌对于化学治疗反应良好，此外，若属于"局限型小细胞癌"，可以合并使用放射线治疗。

由于小细胞肺癌一般无上皮细胞生长因子受体（EGFR），所以目前适用于肺腺癌的靶向药物并不适用于小细胞肺癌。

Q3 小细胞肺癌在不同期别治疗效果如何？

A: "局限期小细胞肺癌"的一般疗效可达 80% ~ 90%，"扩散期小细胞肺癌"的疗效约 50%。"局限期小细胞肺癌"的存活期也比"扩散期小细胞肺癌"长。

Q4 小细胞肺癌可以用放射线治疗吗？

A： 局限型小细胞癌可同时给予化学治疗与放射线治疗，但需考虑患者能否承受不良反应，可能发生的不良反应是食道炎、口腔炎、细胞计数下降，甚至发热等；不良反应若明显，将影响治疗进度，可能使治疗流程延缓或中断。

虽然国际上曾报道合并治疗疗效较好，且存活期较长，但需付出忍受严重不良反应的代价。

Q5 小细胞肺癌有何常见的"伴癌症综合征"？

A： 所谓"伴癌症综合征"表示伴随癌症而表现的临床症状，可以出现在癌症诊断前或诊断后。

由于小细胞肺癌会分泌 ADH（抗利尿激素）而造成 ADH 分泌不当综合征，患者会出现低血钠症。而出现上腔静脉综合征时，患者脸部肿胀、颈静脉怒张、上肢肿胀、前胸表皮静脉曲张等。出现肌无力综合征（myasthenic syndrome）又称蓝伯-伊顿肌无力症（Eaton-Lambert syndrome）时，患者觉得走路无力，尤其上台阶时需借助扶手，此乃少见的神经肌肉传导障碍；虽症状近似于重症肌无力，但可用肌电图做鉴别诊断。深部静脉栓塞则是小细胞肺癌常见的并发症。

Q6 小细胞肺癌患者可以存活多久？

A： 小细胞肺癌患者存活期因人而异，一般来说，"局限型"对化学治疗反应良好，平均存活期约为 18 个月；"扩散型"的治疗疗效约有 50%，平均存活期约 10 个月。

Q7 小细胞肺癌何时会复发？会转移到哪些器官？

A： 由于小细胞肺癌容易扩散，约80％的患者在1年内复发，可以是局部复发、合并远端器官转移，常见转移部位，如：脑、肝脏、骨头、肾上腺、心包膜或淋巴结等。目前无法预测小细胞肺癌会在何时复发、转移，仅能借由"定期追踪、早期发现"。

Q8 如何治疗复发或转移的小细胞肺癌？

A： 小细胞肺癌若于1年内复发，且复发时间距离最后一次的化疗3个月以上，则选择拓扑替康注射剂（Topotecan）；若复发时间提早在3个月之内，或于第一线化学治疗期间一路恶化，表示肿瘤抗药性强，则选择另一药物——异环磷酰胺注射剂（Ifosfamide）。若再次复发，或第二线无效，则再选择紫杉醇（Taxol）与卡铂（Carboplatin）的组合。

Q9 目前有无进行新药临床试验？

A： 近年来多种临床靶向新药均用于小细胞肺癌的临床试验，可惜均失败。尚有另一化疗药物Amrubicin第三期试验结果不如预期佳，仍以失败收场。

Q10 小细胞肺癌有靶向药物可以使用吗？

A： 目前仍无可用而且有效的靶向药物。

Q11　小细胞肺癌若对第一线化疗有效，能使用维持性化疗吗？

A： 所谓的"维持性化疗"是指对于某些癌症完全缓解的患者，以低剂量的药物长期治疗，希望能减缓残余癌细胞的生长。目前肺癌的维持性化疗有两种选择，一为继续使用第一线用药（continuation maintenance），二是改用另一种药物（stwich maintenance），可惜在目前的临床试验中均看不出对将来复发或存活期有何助益，这点与非小细胞肺癌不同。

Q12　预防性的脑部放射线治疗有何好处？

A： 第三期大型研究虽然显示预防性脑部放射线治疗有益于存活期，但是目前无法事先预期哪一位患者会有比较好的治疗效果。

Q13　小细胞肺癌转移或恶化时有无指标为依据？

A： 小细胞肺癌转移通常需借由定期检查项目，包含胸部 CT、脑部扫描、骨扫描、肺部 X 光检查等来探测；而肿瘤标记有时可作为疾病恶化或治疗失败的参考。

文／赖信良（一般胸腔科主治医师）

非小细胞肺癌的治疗

传统非小细胞肺癌的治疗包括手术切除、放射线治疗、药物治疗，以及局部肿瘤歼灭术。手术又可分为直接开胸或是胸腔内视镜手术；放射线治疗则有传统以及立体定位放射线治疗；药物方面有化学治疗药物、靶向药物、抗血管新生药物等；局部肿瘤歼灭术又可细分为射频烧灼以及冷冻治疗等。

非小细胞肺癌的治疗原则

治疗非小细胞肺癌的原则主要是依据患者的期别，但也必须根据患者的身体状况来做调整（例如年龄以及心肺功能等）。在晚期非小细胞肺癌的药物治疗方面，还要考虑肿瘤的细胞型别，以及是否有特别的基因突变。

原则上，第一及第二期非小细胞肺癌的主要治疗方法是手术切除，第一期后期在手术后是否还需要追加化学治疗，各个医院没有统一的标准。第二期患者在手术后要追加标准的含铂类化学治疗。

第三期非小细胞肺癌因病情较为复杂，所以必须视个案的特性来做多型式治疗（multimodality treatment），有的个案可以和第二期患者一样，先手术切除，再追加标准化学治疗；有的个案则建议先化学治疗，然后才以手术切除；有的甚至是先化学治疗，接着以手术切除，然后再追加化学治疗及放射线治疗；也有个案不适合手术，一开始便用化学治疗加上放射线治疗。

第四期非小细胞肺癌的治疗目标是控制病情、缓解症状以及改善生活品质。因为癌症已经扩散，所以治疗上是以全身性的药物治疗为主。药物的选择主要先看肿瘤的细胞型别和是否具有独特的基因突变，如果有独特的基因突变而且又有有效的靶向药物，则应该首选靶向药物治疗。对不能用靶向药物的患者，则使用化学治疗，若再加上抗血管新生药物，则可以加强治疗的效果。

近年来国际上的各个癌症组织，均根据客观的临床试验结果或是专家间的共识，建立各种癌症的治疗准则，供医师以及患者参考。图 6-1 为目前肺癌治疗准则的大致情况。

需要注意的是，治疗准则并非一成不变的标准，它仅能作为治疗癌症时的参考，对于每个患者，都必须考虑其年龄、病症及身体状况等，有时甚至必须经过多专科治疗团队讨论后，才能决定最终的治疗方法。

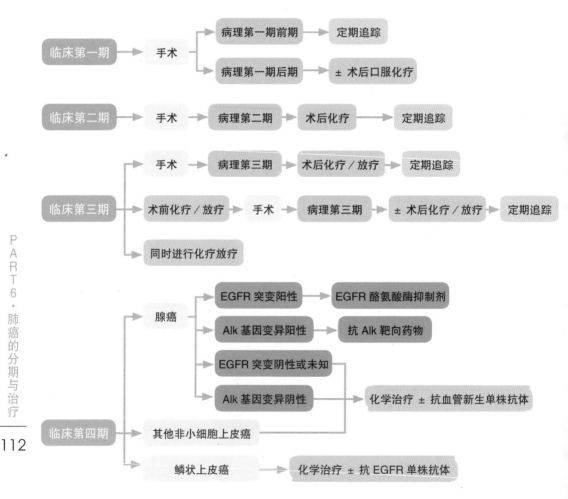

图 6-1　非小细胞肺癌治疗指引流程图（简易版）

文／邱昭华（胸腔肿瘤科主治医师）

手术治疗

目前对早期非小细胞肺癌（通常指第一期或第二期）而言，外科手术仍是主要的治疗方式，手术的终极目的是让患者能长期存活，而且可正常生活和工作。然而并不是所有早期肺癌患者在手术切除后都能保证治愈，即使是第一期的非小细胞肺癌，其手术后5年复发比例仍然很高，在22%～38%之间，平均30%左右。其中局部或区域复发约占8%，远端转移约占17%，两者皆有则约5%。某些早期肺癌单靠手术治疗仍有不足，而少数复发的高风险患者，即使是手术已经完整切除肿瘤，仍需要加上其他治疗方法，才能进一步提高其手术的治愈率。

因此肺癌手术后的病理检查，如果发现切除的淋巴结或肺部以外其他组织有癌细胞转移，也就是术后病理第二期及其以上期别，通常在术后4～6周等患者体力恢复后，接受传统化学治疗。至于病理第一期者目前不建议接受传统化疗，只有某些复发的高风险患者可能需要加上特定的靶向治疗，然而如何挑选出所谓复发的高风险患者，则有待更多研究认定（如IB）。

手术治疗的目的

手术治疗肺癌，最主要的目的就是"根除"，希望把病灶完全切除以治愈癌症。复杂一点，以临床的过程而言，就是患者经过系统性详尽的检查后，经由肺癌多专科团队的成员讨论，如果患者的癌病灶局限在肺部及淋巴组织范围内，而患者身体状况足以承受手术，并且这些病灶经由有经验的肺癌外科专科医师认定，可以用外科手术完整切除且不会残留癌细

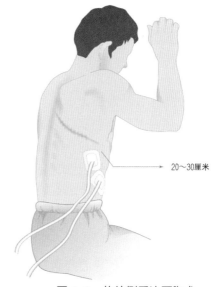

20～30厘米

图6-2 传统侧后边开胸术

胞，此时医师团队就会建议患者接受手术治疗以根除癌症。

不完整的切除对患者大多只有坏处而没有好处，即使切除后再加上后续的各种治疗，也无法提高患者的存活期。因此只有"早期非小细胞肺癌"的第一期至第二期才会以外科手术切除，术后运用其他治疗辅助。至于第三期以后及第四期的病灶，外科手术能完整切除病灶治愈癌症的概率很低，而外科手术造成的炎症反应或恢复期太长等不利因素还可能造成癌细胞扩散。因此晚期肺癌以靶向治疗或化学治疗或放射线治疗为主而外科手术为辅，治疗的目的首先在控制而非治愈癌症。

外科手术切除原则

外科手术切除为早期肺癌的主要治疗方式，因此规范切除原则就变得非常重要，也才能确保外科手术预期的治疗效果。因此必须根据专科医师的临床共识及循证医学所建议的外科手术切除原则作为临床判断的准则。

首先是由谁来决定这个肿瘤可不可以切除。原则上这部分应该由胸腔外科，且以擅长肺癌切除的专家才能决定。必要时，还应该寻找第二位胸腔肿瘤外科医师才能决定这个肿瘤可不可以切除、适不适合切除，以确保患者有机会接受手术治疗。

其次是对切除步骤的要求，主要部分包含肿瘤在内肺实质的切除，如果患者生理功能允许的话，应该要做到完整一个肺叶，甚至包含 2~3 个肺叶之单侧全肺切除。如果生理功能不允许的话，则执行较小范围的部分切除，如：楔形切除或肺节切除也可以接受。部分切除的话肺实质切除范围应当超过肿瘤 2 厘米以上或者超过肿瘤的大小。如肿瘤为 1 厘米，则切除范围应该超过肿瘤边缘 1 厘米。还有淋巴结的取样或廓清，除非技术不可行，术中在不增加手术风险的情况下，原则上必须包含肿瘤邻近范围及纵隔淋巴结的切除及定位。纵隔淋巴结的取样或廓清则应包含一定数量，通常是 3 个以上特定位置的淋巴结。目前并没有充分证据支持早期肺癌的手术治疗中，完整淋巴廓清比淋巴取样更可以提高患者的长期存活率，因此两种方法都可视为标准方法，取决于手术医师的技术与经验。

关于手术方式，如患者无解剖学和手术方面的禁忌证，只要不违反肿瘤治疗标准和胸腔手术切除原则，"电视辅助胸腔镜切除手术"是一个可接受的合理选择。具有相当的胸腔镜手术切除经验的外科医师，选择某些患者施行胸腔镜肺叶切除手术，可以改善短期结果（疼痛、住院天数、恢复正常功能时间）而不会危及癌症预后。最后，如果外科医师认定患者不适合手术，则临床第一期或第二期的肿瘤应该接受放射线治疗。

术前注意事宜

　　一般而言，肺癌患者在手术前除非出现营养不良，否则保持正常饮食即可。目前并没有足够可信的证据显示正常饮食对肿瘤生长或扩散有任何影响，因此癌症患者术前应由营养师进行营养评估，发现营养不良时，应及早介入为患者补充营养。

　　最重要的是有吸烟习惯的患者一定要及早戒烟。因为吸烟患者的手术风险，根据患者吸烟总量会增加一至数倍，而研究显示戒烟 6 ~ 8 周可以大幅降低手术风险，如果无法等这么久则越早戒越好，4 周也有不错的效果。

　　此外，术前应进行常规心肺功能检查，肺功能在预估正常值 80% 以上、没有运动性呼吸困难、也没有胸痛或心血管疾病病史的患者，可以直接安排手术，不需进行额外检查。否则还要追加"运动心肺功能检查"以进一步评估手术的危险性。

　　手术前 1 ~ 2 天会由呼吸治疗师进行"呼吸训练"，训练要点是教导患者如何正确的深呼吸及咳痰。理由是整个开胸及肺切除手术在术后第一周会降低患

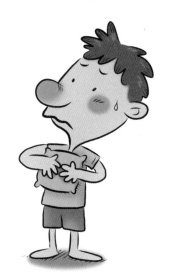
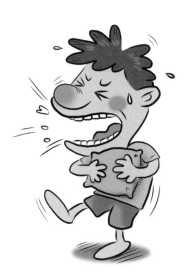

者 40% ~ 50% 的肺功能，此外麻醉及术后疼痛也会降低呼吸道痰液的清除功能，并导致肺泡塌陷，引发肺部感染，这些都是造成术后产生肺脏并发症的不利因素，而正确而有效的深呼吸及咳痰训练加上疼痛控制则可以降低这些风险。

常见手术切除方式

目前肺癌的开胸术包括传统侧后边开胸术、肌肉保存侧边开胸术、内视镜辅助开胸术、机器手臂辅助开胸术等（见图 6-3）。

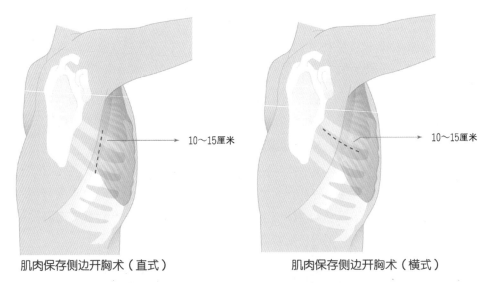

10～15厘米

10～15厘米

肌肉保存侧边开胸术（直式）　　　　　　肌肉保存侧边开胸术（横式）

图 6-3　肌肉保存侧边开胸术

再次强调，肺癌手术的主要目的是用手术切除病灶以提高患者的整体存活率，因此如何安全并彻底地切除病灶，才是肺癌手术的最高指导原则。开胸方式或伤口大小只是达成目的的必要手段而已，并不是肺癌切除手术的目的。事实上每种术式都有其优缺点及其适用的状况，而新的术式往往需要一段不算短的学习时间才能熟练，并不是最新的术式就是最适当最好的术式，原则上外科医师最熟练最有把握且最能达成手术目的的术式才是最佳术式（见图 6-1）。

表 6-1 常用手术切除方式

	优点	缺点
传统侧后边开胸术	切口大、肉眼直视、手术效果好、手术费用低	伤口疼痛概率高、住院天数长、功能恢复慢
肌肉保存侧边开胸术	切口适中、保存胸壁肌肉功能、可合并内视镜操作	技术及经验要求高、住院天数较内视镜术式略长
内视镜辅助开胸术	切口小较不疼痛、住院天数短、恢复快	内视镜操作缺乏深度感、要求较熟练的助手、学习时间较长
机器手臂辅助开胸	内视镜具纵深、操作稳定，术者较舒适	操作欠缺触觉反馈、视角固定、专用器械有限、费用高、手术时间较长

▶ 微创胸腔内视镜肺癌手术

胸腔内视镜的发展最早可以追溯到 1910 年左右，当时欧洲的医师使用传统胸腔内视镜治疗肺结核时产生了一些并发症。当时使用的是肉眼直视、单一穿孔单人操作的系统，因此应用的范围有限，沉寂了很长一段时期。一直到 20 世纪 80 年代影像系统新科技发展成熟，用缩小的摄影镜头连接内视镜系统把影像转到电视监视器上，并发展成多穿孔多人系统，助手可以同时透过相同的监视系统从旁协助主刀者，使得内视镜手术不仅能用在简单的诊断上，也可以从事较复杂的治疗性手术。为年长者、肺功能及体能不佳或不适宜大伤口开胸患者提供了另一种选择。于是在 1990 年初期，所谓的影像辅助内视镜手术风行一时，几乎所有的传统手术都有人尝试用内视镜方式施行。到 1990 年末期，累积了足够的临床经验及技术后，胸腔内视镜的临床应用才有了较明确的规范。此时大多数胸腔外科医师认为胸腔内视镜手术短期内并无法完全取代传统术式，其中最大的疑虑就是胸腔内视镜手

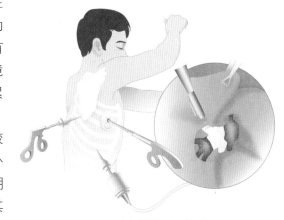

图 6-4 内视镜辅助开胸术

术会不会在无意之间违反肿瘤学原则。但对某些疾病（尤其良性疾病）而言，胸腔内视镜手术应视为有价值的取代术式。一直到2000年后，经过胸腔内视镜资深医师多年努力研究及实验，证实了胸腔内视镜肺癌切除手术不仅可行，而且在2010年达成共识，认为胸腔内视镜肺癌手术是合理、可接受的肺癌术式。时至今日，内视镜微创肺癌切除手术已经是大多数胸腔外科医师切除肺癌时可供选择的重要手术方式，而且可能也是其首选术式。至于机器手臂辅助肺癌切除手术也属于胸腔内视镜微创手术的其中一种术式，简单地说，就是内视镜及器械透过手术台上的机器手臂操作，主要的手术医师不用站在手术台边，其好处是操作内视镜镜头与主要的手术医师是同一个人，不需特别训练，主要缺点则是内视镜镜头的视角固定、灵活度有限且机器手臂专用的器械太少，费用过高。此外早期需投资一笔不小的费用而回收不易，这也是限制其发展的不利因素。因此相对于胸腔内视镜肺癌手术的成熟发展而言，机器手臂辅助肺癌切除手术目前对患者并没有明显的好处，仍有待进一步研究以证实其合理性。

胸腔内视镜手术有伤口小、组织伤害少、术后恢复快、可有效缩短住院天数等好处。而"微创手术"是随内视镜手术所发展出的新观念，其内涵不仅是缩减胸壁的伤口大小，而且把创伤这个伴随手术的不利因素导入整个治疗计划中，期望尽可能地减少手术造成的伤害，使患者能更快恢复体力或保持较好的身体状况，以接受后续的化学治疗或放射线治疗，最终有利于整体的治疗计划并达到原来的治疗目标。在此观念下，医师有责任及义务设计出对患者整体创伤最小、最有利于患者的方式完成手术治疗。简单地说，也就是设计出不仅延长患者生命，并让患者保有一定生活品质的最佳方案。因此除伤口长短大小外，肺叶切除的大小及淋巴廓清的范围，甚至手术前后的化疗，在广义的创伤观念下，都需要整体的考量（见图6-4）。

个性化的治疗方法

早期肺癌的治疗对临床医师而言仍然是一大挑战，虽然目前以外科手术完整切除病灶仍然是治疗的首选。对于整个临床分期的改进及思考如何标准化整个手术切除的过程，以获得更稳定的治疗效果则是现阶段的任务。进行中的临床研究则着重于在手术前后加上其他治疗，以提高其存活率。未来则需要更进一步针对肿瘤的生物学特性设计新的早期诊断及个性化的治疗方法，以进一步提高手术治疗的成功率。

文／吴玉琮（胸腔外科主任）

肺癌手术治疗的过去与未来

　　肺癌是全球最常见的癌症，也是癌症死亡率最高的癌症。肺癌患者的药物治疗在过去 30 年虽有很大的进步，但 5 年存活率仍低于 30%。存活率差的原因，主要是因为大部分肺癌患者在确诊时已经是晚期，或是治疗过程对化学药物产生抗药性。手术切除是针对早期非小细胞肺癌的最佳治疗方式。但是，仍有约 50% 的患者于术后发生肿瘤复发，是导致治疗失败的最主要原因。

　　本文将着重于非小细胞肺癌患者接受手术治疗的总体存活率的变化趋势，探讨传统临床病理因子的影响与其分布的变化，以及未来肺癌手术的治疗情况。

整体存活率持续改善中

　　由于近年来治疗方法与治疗药物的改进，肺癌患者的存活率有所提高，包括接受手术治疗的非小细胞肺癌患者。在 Koike et al（2009）的报告中，日本的肺癌患者术后 5 年存活率在 1989 年、1994 年、1999 年分别是47.8%、52.3%、62.0%，呈持续改善趋势。在台北荣民总医院，亦发现第一期非小细胞肺癌患者术后的总体存活率也有显著的提高。在 1980—1990年、1991—2000 年和 2001—2006 年这三个时间区间，5 年总体存活率分别为 53.7%、59.9% 和 69.3%。复发后 2 年存活率分别是 10.6%、25.4% 和43.2%，亦有显著提高。复发后存活率的提高是整体存活率提高的一个主要原因。

近30年肺癌手术患者临床病理因子分布的变化

● **性别**：男性患肺癌的比率比女性高。全球肺癌趋势显示，男性的肺癌发病率在许多地区呈现下降趋势，然而女性的发病率在世界各地大多仍在上升。

以美国为例，肺癌的发病率在1975年为3.65%，在1999年下降到1.65%。而过去30年中，女性肺癌患者占全部肺癌患者的比率从15.4%迅速上升到32.0%，唯近年来有些趋缓，并开始出现下降趋势。在台北荣民总医院治疗的患者中，第一期非小细胞肺癌患者，女性占的百分比在1980—1990年、1991—2000年和2001—2006年这三个时间区间分别为15.4%、24.9%和32.0%。女性患者的比率在过去30年明显增加了。由于女性是肺癌术后患者总存活率较佳的，因此女性患者比例的增加亦是第一期非小细胞肺癌术后患者总存活率提高的原因之一。

● **组织学分布改变**：非小细胞肺癌最常见的亚型是鳞状细胞癌和肺腺癌。鳞状细胞癌的比例在过去的几十年里逐渐下降，但是肺腺癌在两性中皆呈现增加的趋势。在日本，肺腺癌的比例在1989—1998年间为52.2%，在1999—2008年间，增加到66.5%。而在相同期间，鳞状细胞癌的百分比却下降了，从36.2%下降到24.2%。在台北荣民总医院，第一期非小细胞肺癌术后患者，肺腺癌的百分比在1980—1990年、1991—2000年和2001—2006年分别为51.2%、62.2%和74.9%。鳞状细胞癌的百分比则分别为45.4%、34.0%和19.7%。整体趋势呈现鳞状细胞癌比例减少和肺腺癌比例增加。鳞状细胞癌的减少和肺腺癌的增加，被广泛认为与香烟成分及滤嘴的设计改变有关。由于肺腺癌是相较于鳞状细胞癌较佳的总存活率的预后因子，因此肺腺癌患者比例的增加亦是第一期非小细胞肺癌术后患者总存活率提高的原因之一。

● **分期迁移**：肺癌术后患者总体存活率提高的另一个可能的原因是分期迁移（stage migration），包括近年来广泛使用正电子造影（positron emission tomography，PET）作为术前分期的工具，纵隔淋巴结廓清数目增加，及使用高解析度断层扫描（high resolution computed tomography，HRCT）来做肺癌筛查。最近Morgensztern et al（2010）的研究显示，2000年后的非小细胞肺癌患者，第四期患者的比率显著增加。他们推断正电子造影的广泛使用使早期肺癌比例减少，晚期肺癌比例增加。在台北荣民总医院，正电子造影自2003年开始使用。在使用正电子造影后，台北荣民总医院的第一期非小细胞肺癌术后患者并不是一个重要的预后因子，但是因为在 2006 年之前，只有 8.2% 的第一期非小细胞肺癌患者术前进行正电子造影，接受正电子造影人数较少，而目前正电子造影已经成为确诊肺癌的例行检查，其预后重要性有待进一步研究。

● **肿瘤直径变小**：肺癌肿瘤的大小是一个重要的预后因子，早已被整合于 TNM 分期之中。随着高解析度断层扫描在健康检查中的逐步使用，有越来越多肿瘤直径较小的肺癌被意外发现。在台北荣民总医院，第一期非小细胞肺癌患者肿瘤的平均大小在 1980—1990 年、1991—2000 年和 2001—2006 年分别为 3.2 厘米、3.2 厘米和 2.8 厘米，在 2001—2006 年间显著变小。由于肿瘤的大小是一个影响整体存活率的预后因子，肿瘤直径的减小也是导致整体存活率提高的因素之一。

● **CT 筛查及肺部毛玻璃样病灶**：若干研究显示，随着 CT 对肺癌筛查计划的进行，早期肺癌被发现比例增加，从而使可以治愈的肺癌比例提高。然而，先前的研究显示，肺癌的死亡风险并没有显著减少。直到 2011 年美国国家肺癌筛查试验研究小组（NLST）发表随机临床试验的结果显示，高风险患者，使用低剂量 CT 进行肺癌筛查，可以减少肺癌的死亡率。与此同时，随着 CT 应用于肺癌筛查计划的进行，越来越多肺部毛玻璃样病灶（ground glass opacity）被发现。这些肺部毛玻璃样病灶常常含有支气管肺泡癌（bronchioloalveolar carcinoma，BAC）的成分，国际肺癌研究学会（IASLC），美国胸科学会（ATS）及欧洲呼吸学会（ERS）共同在 2011 年提出一个新的肺腺癌病理学分类的建议，将先前常常使用的支气管肺泡癌重新定义。

支气管肺泡癌（adenocarcinoma in situ, minimally invasive adenocarcinoma, 或 lepidic predominant adenocarcinoma）的患者被认为有较好的预后。在台北荣民总医院，具支气管肺泡癌组成部分的肺腺癌的百分比在 1980—1990 年、1991—2000 年和 2001—2006 年这三个时间区间分别为 10.4%、21.9% 和 27%。具支气管肺泡癌组成部分的肺腺癌在过去 30 年呈现增加的趋势。由于具支气管肺泡癌组成部分的肺腺癌是一个较佳的预后因子，具支气管肺泡癌组成部分的肺腺癌的百分比增加，这也是导致总存活率提高的一个原因。

● **纵隔淋巴结采样或廓清数目**：纵隔淋巴结采样或廓清数目增加，也可能提高存活率。纵隔淋巴结采样或廓清数目因手术医师不同而有差异。虽然目前并没有随机临床试验证明根除性纵隔淋巴结廓清可以显著提高患者的存活率，但是纵隔淋巴结采样或廓清数目越多，越有助于达到更准确的肿瘤分期，排除并非真正第一期非小细胞肺癌的病例，进而间接提高第一期非小细胞肺癌术后患者的存活率。在台北荣民总医院，纵隔淋巴结采样或廓清数目在 1980—1990 年、1991—2000 年和 2001—2006 年这三个时间区间分别为 3.0、4.2 和 5.2。纵隔腔淋巴结采样或廓清数目在过去 30 年显著增加，亦是第一期非小细胞肺癌术后患者总存活率提高的一个原因。

胸腔镜手术及机器手臂辅助胸腔镜手术

自 20 世纪 90 年代开始，微创手术的概念也被应用到胸腔外科手术中，并发展出影像辅助胸腔镜手术（video-assisted thoracoscopic surgery，VATS）。影像辅助胸腔镜手术是微创手术，有别于传统的大伤口，而是以小伤口（约 3 ~ 4 个伤口，每个伤口 1 ~ 2 厘米）来进行手术，可以避免肋骨剪断、正中胸骨切开或大伤口的胸廓切开术。除了伤口小之外，胸腔镜手术的优点还包括美观、减少术后疼痛及因疼痛所引起的并发症、术后恢复较快、减少术后住院天数等。胸腔镜手术已被广泛应用在肺癌手术中，通常肿瘤较小且位于肺部较周边的肺癌，都可以采用胸腔镜来进行切除。台北荣民总医院近年来引进胸腔镜手术进行肺癌切除，胸腔镜肺叶切除术及纵隔淋巴廓清术目前已成为常规手术的一部分。除了胸腔镜手术，目前亦将达芬奇机器手臂辅助手术应用于肺癌切除，其具有高清 3D 显像系统、手术视野清晰、仿真手腕手术器械可以模拟人手腕等优点，但目前价格较昂贵，全面应用机器手臂辅助手术进行肺癌切除，尚需一段时间。

肺癌分子生物标记的进展

近年来应用于肺癌的预后及预测治疗效果的分子生物标记获得很大的发展。东方人、女性及不抽烟的肺腺癌患者发生表皮生长因子受体（EGFR）突变的比例较高。而西方人和抽烟的患者发生 KRAS 突变的比例较高。EGFR 的小分子酪氨酸激酶抑制剂（TKIs），如吉非替尼和厄洛替尼，最近被广泛用于治疗肺腺癌。研究发现具有 EGFR 突变的患者，对 EGFR TKIs 治疗的反应性较高，且有较佳的存活期。因此，针对具有 EGFR 突变的患者，EGFR TKIs 被列为第一线治疗药物。对于没有 EGFR 突变的患者，则适合第一线接受化学治疗药物。另外，在一小部分的肺癌患者中发现 EML4 与 ALK 的基因重组。具有 ALK 基因重组的肺癌患者，对小分子 ALK 激酶抑制剂，如克唑替尼，具有高度敏感性。随着肺癌分子生物学的发展，对肺癌的治疗，进入了个性医疗及精确医疗的新境界。然而，接受 EGFR TKIs 治疗的患者，在治疗过程中陆续对 EGFR TKIs 产生抗药性，而此抗药性被发现与 T790M 及 c-MET amplification 有关。并且仍有 20% ~ 30% 具 EGFR 突变的患者对 EGFR TKIs 的治疗没有反应。肺癌分子生物学专家目前除了寻找新的肺癌分子生物标记之外，也正在针对这些问题进行研究，期待能有更进一步的突破。

而胸腔外科医师的角色亦有微妙的转变，譬如对患者进行局部抗药性肿瘤的切除并运用肿瘤组织做基因分析和后续治疗的依据。

肺癌手术治疗的未来展望

非小细胞肺癌患者术后的总体存活率在过去 30 年有显著的提高。在过去 30 年，女性肺癌患者和肺部毛玻璃样病灶显著增加，诊断时的肿瘤直径减小，皆是导致整体存活率提高的原因。另外，近年来由于盛行使用正电子造影和胸部 CT 进行肺癌筛查，及纵隔淋巴结廓清数目的增加，小细胞肺癌术后患者整体存活率也提高了。

手术技术方面，随着影像辅助胸腔镜手术及机器手臂辅助胸腔镜手术的运用，肺癌患者术后的生活品质皆有很大改善。肺癌分子生物标记的发展，更使肺癌的治疗进入个性化及精确医疗的新境界。展望未来，肺癌手术将以更小的代价达到治愈患者的最终目标。

文 / 许文虎（前外科部主任）

微创性局部灭除治疗

近年来微创性局部灭除术（ablation）有相当大的进步，以冷冻治疗（cryotherapy）为例——冷冻的冷媒由液态氮改变成氩气后，可进行快速冷冻，最低温度可达 −260℃，而氦气可加速回温以进行多次冷冻循环；而介入的器械可直接深入肿瘤内部，达到破坏肿瘤内部，直接攻击肿瘤细胞和肿瘤内丰富的血管，使肿瘤冷冻治疗及微创手术的结合进入新的阶段。

可进行手术的肺癌患者，因为心肺功能不佳无法进行手术时，微创性的局部灭除术，如冷冻治疗等可作为治疗选择。

局部灭除术应用在肺部，通常为在 CT 的引导下以一细针穿过皮肤及肺部后到达肿块处，给予冷冻等热能效应来破坏肿块，其破坏范围主要为细针前段，对于正常组织的破坏较小。

局部灭除术的伤口仅为针孔大小，术后疼痛感较低，恢复期较短，有部分患者可经由此方式达到控制或完全破坏肿块。除控制或完全破坏肿瘤外，局部灭除术对于部分因肿瘤压迫造成疼痛或者呼吸道症状者，可降低症状的严重程度。和手术相比，其复发率较高，但为无法手术的患者提供了一个治疗选择。

▶ 注意事项

局部灭除术是微侵入性的手术，有部分患者术后会出现出血、气胸或发热等不适现象，有时必须做进一步治疗来处理。

文／陈俊谷（放射科主治医师）

放射线治疗

长久以来，放射线治疗肺部恶性疾病扮演着一个重要角色，如何与其他治疗结合，如化学治疗、靶向治疗等，成为肺癌治疗的重要课题，近年来放射线治疗技术不断突破，新式放射线治疗机器均朝如何高效治疗、低放射不良反应的方向发展，大幅减少传统放射线治疗可能造成的毒性，并提升放射线治疗的传统效果。

目前的放射线治疗主要以直线加速器所产生的 X 光为主，X 光是一种无色无味的射线。在治疗过程中并没有任何特殊感觉，传统俗称放射线治疗为"电疗"，但实际上并不是正确称呼法，因为 X 光放射线治疗并未采用"电"击患者的方式来产生治疗效益，患者不需过度紧张。

放射线治疗是利用各种不同的高能量放射线来治疗，而高能量放射线进入体内后，便会直接或间接地破坏肿瘤细胞，使得肿瘤细胞失去不断繁殖的能力，以达到控制肿瘤细胞生长的目的。

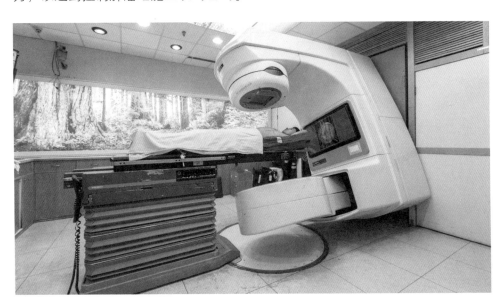

● **步骤**：第一次准备放射线治疗我们称做"定位"，主要是把肿瘤的范围以及附近正常组织在电脑上标示出来。当定位的步骤完成以后，医师会在患者的CT影像里标示治疗范围，接着再找出适当的治疗角度以避开正常的组织，确保肿瘤组织接受足够的剂量，同时让正常组织接受最少的放射线。

一般传统性放射线治疗的安排为一天1次，一周5次，周六、日休息，通过连续累积的方式来达到放射线治疗的效果。一次传统X光放射线治疗时间原则上以5～10分钟为主。根据治疗部位，疗程一般为2～6周不等。

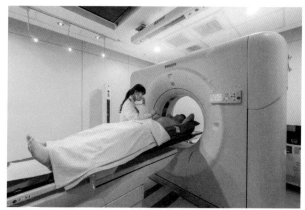

● **不良反应**：放射线治疗基本上是局部性治疗，其可能造成的反应作用也是局部性反应，主要与照射范围有密切关系。可能产生的相关急性反应，如皮肤反应或食道发炎等现象，通常在治疗2～3周后才逐渐产生。

放射线治疗的不良反应

● **放射性肺炎**：即照射部位肺部组织所产生的发炎现象，与照射状况有相关性，严重时可能导致肺部组织纤维化现象，影响呼吸功能。

● **皮肤反应**：即经过一段时间照射后（一般为照射2～3周后），皮肤产生发炎反应，出现红肿等反应现象，完成治疗后即慢慢消退，属于可自愈的反应。

● **食道发炎**：放射线治疗所导致的食道发炎，由于食道位于纵隔内，因此针对纵隔进行淋巴结照射时，会间接造成食道发炎，此等反应属于可恢复的情况，在放射结束后即会逐渐好转。

● **处置**：皮肤的放射反应，类似夏日日晒过度所造成的反应，皮肤颜色略为红肿，甚至深沉，放射线治疗过程中不建议患者任意涂抹各种改善症状的药膏；因为药膏容易干扰治疗期间的剂量分布。

放射线治疗导致的食道发炎，其感觉类似胃液在食道逆流，患者会感觉胸中闷痛、吞咽困难，食物不易通过食道。此时建议尽量避免摄取固体食物，主要以流质、半流质及低温食物为主，如布丁、豆花等，或摄取高营养的牛乳制品等，均可以提供患者足够的营养。该症状在放射线治疗后即会逐渐消退，此期间可以通过止痛消炎药等缓解症状，但症状往往反复发作，需要有耐心。

其余的放射线治疗反应，包括放射性肺炎，在现今新式放射线治疗技术的协助下已鲜有发生，因为放射线治疗的不良反应的产生主要跟照射状况有关。这些疗程中的不良反应，通常在治疗结束后会逐渐消失。

在现今，只要了解病情并采取适当的治疗方法，可以避免不必要的不良反应发生。放射肿瘤医师也会在治疗成效与不良反应之间选择一个最佳平衡点，让放射线治疗发挥最大效果。

▶ 定期追踪病情

在全部的疗程结束后，依病情安排追踪及检查时间表，除了常用的胸部X光的追踪检查之外，大约在治疗结束的 3 ~ 6 个月后最好能做一次 CT 检查，以确定治疗的成效或作为将来再次治疗的参考。

文／陈一玮（癌症中心主治医师）

早期肺癌的立体定位放射线治疗现状

放射线手术的概念于 1951 年由瑞典的 Lars Leksell 教授提出，早期运用于颅内肿瘤的治疗，通称为"立体定位放射线治疗"，也就是俗称的伽马刀。现在则运用电脑精确定位肿瘤的照射范围并避免伤害到正常组织，称为电脑刀。

目前放射肿瘤学界以相同概念运用于肺部肿瘤的治疗方式则称为立体定位体腔放射线治疗（SBRT），简单地说就是颅外的立体定位放射线治疗。

美国知名学者 Robert D. Timmerman 对立体定位体腔放射线治疗所下的定义为：以很多小却高度集中且准确的放射线束，分成 1 ~ 5 次照射颅外肿瘤。而需要照射多少剂量及分成几次照射则视肿瘤位置及邻近的正常组织可承受的剂量而定，目前研究显示，中央位置的肺部肿瘤，其照射次数可不限于 5 次以内。

放射线手术可否如肺切除手术一样达到相同的治疗效果，则是目前的研究方向。理由是以往传统的放射线治疗使用较高的剂量（60 ~ 70 戈瑞）分成 30 ~ 35 次照射的模式，用于治疗早期肺癌效果不佳，5 年内局部复发率可高达 60% ~ 70%，5 年整体存活率视肿瘤大小只有 20% ~ 30%。

研究显示，以立体定位放射线治疗无法接受手术的肺癌患者，可以获得相当好的治疗效果。3 年内局部肿瘤控制率高达 90% 以上，存活率也高达 50% ~ 70%。在日本有两个小型研究针对可以手术（肺叶切除）但拒绝手术治疗的患者，以立体定位放射线治疗，获得了不逊于手术切除的治疗效果。不过这些只是小范围的案例，能否适用于多数患者还需要大量的研究证实。

因此，针对无法手术或拒绝手术治疗的早期肺癌患者，可以把立体定位放射线治疗视为标准治疗。至于高风险的手术患者，可以选择接受局部肺切除，或立体定位放射线治疗。两种治疗之优劣及个别适用的条件，目前还没有可以依循的标准，应该经过肺癌专家组讨论后，依个案的临床状况决定其最佳治疗模式。

至于可以接受肺叶切除手术的患者，目前的标准治疗还是以手术完整切除肿瘤加上区域淋巴结的取样或廓清以达到最佳治愈效果，放射线手术尚无法取代。

文／吴玉琮（胸腔外科主任）

新式放射线治疗技术

　　新式放射线治疗技术在肺癌的治疗中也扮演重要的角色，主要着眼于如何提高肿瘤的治疗效果，同时降低正常组织的不良反应，以提高患者在治疗后的生活品质，这是放射线治疗现今努力突破的目标，近年来由于医学工程技术的进步，已经逐步达到此目标。

　　近年来针对肿瘤的放射线治疗技术不断推陈出新，然而患者不可以盲从，必须针对自己的疾病类型、种类及期别向自己的主治医师进行专业咨询，以选择合适的治疗方式，这样才能有效发挥治疗的效果，并早日恢复健康的生活。

　　● **直线加速器**：直线加速器利用 X 光管来产生高能量的 X 光线，通过此射线，可以将肺部肿瘤予以破坏，该概念用于肿瘤治疗已近 1 世纪，近年来的新式加速器可以精准地将放射线照射到需要治疗的肿瘤部位，以此提升肿瘤治疗的效果。

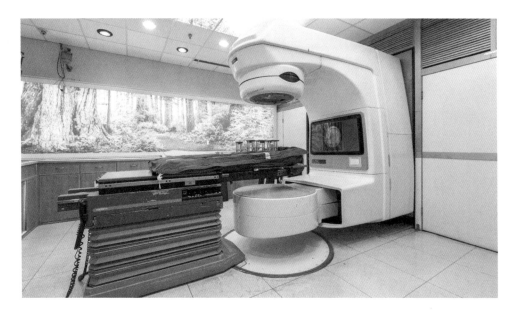

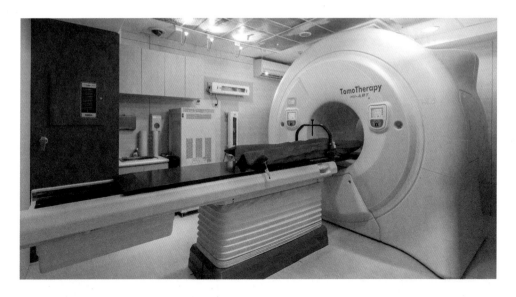

● **影像引导断层治疗仪（螺旋刀）**：其特色是将直线加速器安装在类似 CT 的旋转性机头上，X 光可以 360° 旋转 51 个入射角度，可以避开较多正常组织，减少正常组织所接受的辐射剂量，此外该治疗方式于每日治疗前都进行影像核对，确认治疗部位准确无误后才开始执行治疗，提升了肿瘤治疗的精确度，并改善治疗的效果。

● **电脑刀**：该机器设备的原理是将直线加速器装置于机器手臂，通过立体空间进行多象限照射，相较于伽马刀，电脑刀可治疗除头颅部以外更多部位的肿瘤，包括肺部肿瘤。其利用高精准度治疗系统以及呼吸调控的方式，给予肺部肿瘤大剂量少频次的治疗，可大幅提升早期肺部肿瘤的治愈效果，并减少不必要的不良反应。

表 6-2　肺癌新式治疗设备的优缺点

	优点	缺点
直线加速器	新型直线加速器对 X 光射源调控性佳，精准性好	三度空间入射角度仍有限制
影像引导断层治疗仪（螺旋刀）	螺旋性 X 光照射，正常组织不良反应低 每日 CT 定位，精准度高	身体暴露于低剂量辐射的范围广，机器故障频率比传统直线加速器高
电脑刀	可进行颅外放射性手术治疗，X 光照射角度多，对于确切位置的肿瘤，其破坏性高，效果好	无法取代传统直线加速器的放射线治疗，对于隐藏性的肿瘤小细胞无法处理

文／陈一玮（癌症中心主治医师）

伽马刀治疗

肺癌患者在治疗过程中，约有超过20%的患者会发生脑部转移的现象。而伽马刀是利用201条伽马射线，集中照射到颅内病灶，患者不需打开颅骨，在单一的疗程中，将辐射离子束由四面八方集中照射颅内特定脑瘤，如同太阳光的聚光点，让脑瘤接受极高的治疗剂量，而周围正常组织接受剂量减至最低，达到治疗脑瘤而不伤害脑组织的目的。

肺癌脑转移

肺癌患者在疾病的治疗过程中，因为血液循环，常会发生其他部位的转移，大约有20%的患者会发生脑部转移，所以肺癌患者若有头痛不舒服，或手脚无力抽筋等症状时，必须告诉胸腔内科医生，以便安排影像检查，早日诊断；若无症状，则由医师依常规定时做检查，以便提早发现病灶转移。

病灶转移的提早发现，对于治疗的选择有相当大的影响，如单一转移或多个转移，都会影响未来治疗方式的选择，此外转移的位置也会影响到神经外科医生的判断和决定。

▶ 发生率

根据临床观察与研究，在确诊非小细胞肺癌的患者中，约有10%的病例已发生脑转移现象；而已完全切除的非小细胞肺癌病例，有6%～9%发生脑转移。但也有第二种情况，当年所有非小细胞肺癌的患者确诊时有17%发生脑转移，1年后脑转移迅速增至91%。

随着医学的进步，全身性治疗可以延长患者的存活期，但脑部转移的发生率也在升高，若未能适宜地加以治疗，则预后甚差。

肺癌脑转移患者的治疗，要考虑的因素相当多，如原发肺癌治疗状况，生活品质评估，病灶的数目、大小、位置、临床症状，以及是否发现脑水肿或颅内压升高的危险情况等。

过去治疗肺癌脑部转移的患者，唯一的选择是做全脑放射线治疗（简称全脑电疗）。现今则有另一种放射手术可用，其中最具代表性的就是"伽马刀放射手术"，这种先进技术治疗肺癌脑转移有相当的成效，已被多数神经外科医师及胸腔内科医师认可，并有逐渐取代传统全脑放射线治疗的趋势。

除了放射线治疗外，也可选择开颅显微手术切除，少数患者因转移肿瘤体积较大（直径大于3厘米），且有局部脑水肿，造成肿块效应及脑压升高的症状，此时患者会感到严重的头痛，并有昏睡、意识障碍、手脚无力或抽筋等情形，这些患者应找神经外科医师诊断，在神经外科医师评估后，通常可以先给予类固醇药物减轻脑水肿，大部分患者经药物治疗后，颅内压升高的症状大多可得到缓解。但若是症状太厉害的脑水肿或肿瘤太大造成脑疝的威胁时，则可能需要紧急开颅手术摘除肿瘤，才能减轻压迫，及时挽救患者的生命。

认识伽马刀放射手术治疗

伽马刀放射手术治疗，正确的学术名称为"立体定位伽马机放射手术"，是在单一疗程，以多条微细伽马射线"聚焦"能量来摧毁颅（脑）内病灶的手术，可于1天内就完成整个疗程，就像显微手术一样。

伽马刀放射手术与传统放射线治疗的区别是，一般传统放射线治疗，是分多次低剂量照射病灶，整个疗程需要照射2～3个星期才算完成；而伽马刀放射手术，则只需1天的疗程就能完成，但由于以单次高剂量照射病灶，所以必须要极精准的三度空间定位，才能有效消灭肿瘤并且不伤害周边正常脑组织。

"伽马刀"原是神经外科医师用来治疗多样良性脑内病灶的利器，它可治疗的疾病有很多，如良性脑瘤、脑动静脉畸形及瘘管等。同时对转移性脑瘤也有很好的成效，因为转移性脑瘤是由身体原发部位经血流转移至脑部，长成后形状边缘界限相当清楚，就像是良性脑瘤与正常脑组织有清楚分界，放射手术

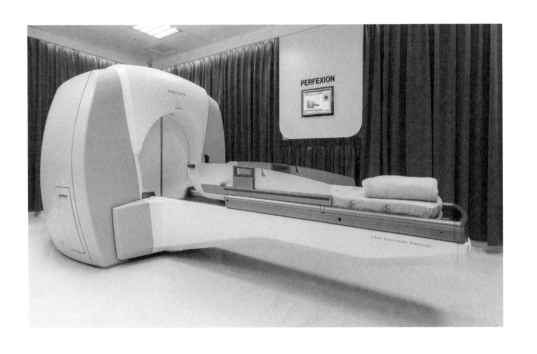

对正常脑组织产生不良反应或并发症的概率小，故转移性脑瘤也适合用伽马刀治疗。

▶ 适应证

　　哪些转移性脑瘤患者适合运用伽马刀放射手术治疗呢？比较适合的病灶，首先是体积不宜过大，最好小于 2 厘米；其次是数目不宜过多，最好少于 5 个，这类患者以伽马刀治疗效果较好。体积不宜过大的原因是治疗时可达到适当有效的剂量，若是病灶体积太大，则须降低治疗剂量以避免不良反应，此时虽然会有疗效，但肿瘤比较容易复发，且复发时间会提早。另外，数目不宜过多的原因是考虑患者的承受度和舒适度，通常 1～3 个病灶，患者可以轻松愉快地在几小时内完成治疗。

　　超过 5 个以上的病灶，在特殊情况下，也可以用伽马刀治疗，只是要花比较长的时间，患者在 1 天的疗程中要度过较长治疗时间，但一般情况下仍旧可以 1 天内完成，效果和安全性也都很好。曾有日本医师报告，治疗 100 个转移病灶，患者治疗后生活品质提高了。

伽马刀放射手术与传统全脑放射线治疗的差异

与传统全脑放射线治疗不同的是，伽马刀放射手术的治疗目标，是以当天在影像检查中发现并定位的病灶，医师可正确辨识，而周边的正常脑组织都会被小心保护而不受到影响，这是它最大的优点，患者不必担心全脑放射线治疗的并发症（如脑筋退化、提早变笨等）。但其缺点是目前最佳的影像检查也有其局限，某些微小且尚未能清楚显影的病灶，无法被发现而加以治疗（这些微小病灶甚至存在与否也难以得知）。

传统全脑放射线治疗的优点则在于不管病灶是否明显，或仅仅被怀疑的病灶，通通都被照射进去，过去经过这种治疗，大部分患者可达治疗和预防的双重目的。但随着医学的进步，患者反而担心正常脑组织经全脑照射后，是否会造成痴呆的后遗症。根据我们的临床观察，年纪较大的患者（65岁以上）可能产生如此的后遗症，而较年轻的患者不会发生早发性痴呆。

▶ **检查注意事宜**

伽马刀放射手术的好处在于治疗后隔天即可回家，患者的外观与治疗前并无差异，只要患者需要，可继续接受胸腔内科安排的其他治疗，也不需要特别调养。但是要记住的是在接受治疗后3个月应做"磁共振造影检查"，以监测肿瘤的变化情形；此外，后续仍需每3～6个月定期做"磁共振"追踪。

伽马刀放射手术治疗步骤

1. **固定头架**：局部麻醉后将头架固定于患者头部以利定位（约30分钟）。
2. **影像检查**：利用CT或磁共振造影决定病灶数目、大小和范围（约30分钟）。
3. **治疗剂量计划**：在电脑剂量计算系统中决定放射病灶的坐标及治疗剂量（约60分钟）。
4. **伽马刀射线治疗**：患者躺在治疗床上，以电脑定位方式自动调整头部位置使伽马射线集中在计算机设定的位置（约40分钟到数小时）。

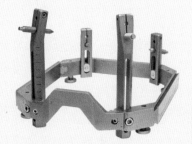

其他肺癌的相关治疗（如化学治疗、靶向治疗等），都可同时或随后进行，不会打乱原先的治疗计划。此外，患者不必担心掉发、恶心、呕吐或食欲不振等不舒服现象，只有小于 5% 的患者有上述不良反应。

▶ 治疗效果

到目前为止，面对癌症的治疗，没有任何单一的"武器"可号称永久并达到完全治愈的效果，但现代化的各种治疗可以改善患者的生活品质，并且让转移病灶不再疯长，尽可能地延缓复发时间。

因此，医师可以如实告知患者预后情况，患者和家属对伽马刀治疗的效果也可怀抱适当的期待。根据临床观察，原先有脑转移的患者，若未治疗，其生命可能只有 1 个月；若经过适当治疗平均存活期可达 5 个月；有些患者配合胸腔内科医师的化学治疗或靶向治疗，可延长生命数年之久。

伽马刀放射手术是否可重复做或合并全脑放射线治疗

伽马刀放射手术因为使用神经外科立体定位技术，照射精准，除了可控制肿瘤生长外，对正常脑组织也有很好的保护，所以，若是后续有其他新的转移病灶产生，再次采用伽马刀治疗新的转移病灶仍是安全可行的。

而合并全脑放射线治疗是否有更好的效果，至今仍有争议。有医学报告指出，少数原发肺癌已经彻底切除的患者，脑部若只有单一转移病灶，伽马刀放射手术追加全脑放射线治疗，据称可达到最好效益，可以延长患者的存活期；其他脑转移患者，追加全脑放射线治疗对病灶的复发有延缓的效果。所以许多神经外科医师及放射肿瘤医师，对放射手术合并全脑放射线治疗的使用，都采取保守态度。宁愿把"武器"一步一步慢慢拿出来使用，除非很有把握原发肺癌已经得到完全的控制，才会合并使用全脑放射线治疗。

文／锺文裕（神经重症加护病房主任）

质子与重粒子治疗

"粒子射线"依质量与电荷大小，可分为"轻粒子射线"与"重粒子射线"。直线加速器治疗机所产生的电子射线，属轻粒子射线，至于"重粒子"因质量较重且电荷较大（亦称重离子），需利用较大功率的回旋加速器或同步加速器，将粒子加速至几近光速，所制造出的射线，称为重粒子射线。"质子"是氢原子去掉电子，质子射线则是介于轻粒子射线与重粒子射线之间的射线。

传统放射线治疗在穿透人体表浅组织时能量最强，但到达深度肿瘤时，能量却已转弱，不仅治疗效果打折扣，放射线穿越经过的正常组织亦会受到破坏，患者易有表皮组织纤维化及骨头坏死、身体不适等不良反应。质子射线及重粒子射线则对正常组织也有较好的保护作用，能改善此一治疗困境。在接近肿瘤病灶时，重粒子射线与质子射线一样，均可释放出 100% 的能量，达到最好治疗效果。传统放射线治疗在肿瘤后面的正常组织也有可能受到残存能量的伤害，具体为 X 射线还残存 60% 的能量，伽马射线及中子射线仍有 40% 的能量，只有重粒子射线与质子射线几无任何能量的释放。经过精准定位，质子与重粒子治疗仿如深水炸弹，只有在抵达肿瘤细胞目标时才会引爆，穿过正常组织时并不会造成伤害。

放射线治疗肿瘤的能力主要取决于放射能量对于细胞所产生的生物效应（RBE）的多寡，X 光射线的 RBE 接近 1 倍，质子射线为 1.1 倍，粒子射线则为 3 倍以上，重粒子射线爆炸的威力因此远超过传统放射线，重粒子射线又比质子射线更能重创肿瘤细胞。因此，重粒子治疗优于质子射线治疗，更胜于传统的光子与电子放射线治疗。

然而**质子与重粒子治疗仍属于局部治疗**，主要针对传统局部治疗，如手术或放射线治疗困难或是难以治疗的肿瘤（如早期肺癌，但却因年迈或身体其他状况无法接受手术切除的患者）。如果肿瘤已经扩散，就不适合使用。

现在，由于低剂量 CT 的使用，发现多发性早期原发肺癌（不是转移）的病例愈来愈多，对这些患者，很难将所有肺部肿瘤逐一切除而不严重损伤肺功能，质子或是重粒子治疗（如不考虑昂贵的费用）将是最好的选择。

文／蔡俊明（胸腔肿瘤科特约主治医师）

药物治疗

肺癌治疗有手术治疗、化学治疗、放射线治疗、靶向治疗等。在药物治疗方面，近年来针对癌细胞特有致癌机制使用的靶向药物陆续投入使用，给肺癌患者带来了希望。

然而，靶向治疗药物真的比化学治疗药物好吗？何时该用靶向药物？靶向治疗与化学治疗的差异又在哪？本章就肺癌的治疗药物做详细介绍。

肺癌治疗药物分口服型与注射剂型

目前治疗肺癌的药物依给予方式，分为"口服"与"静脉注射"两大类。若依药物的特性，则可分为"传统化疗药物"及"靶向治疗药物"两大类。近年来，通过基因医学研究，科学家们揭开了肺癌的神秘面纱，而靶向药物的研发，更让肺癌治疗进入了量身定制的新时代。

表6-3　肺癌治疗常见用药

种类	用法	中文名称（英文商品名）
化学治疗	口服	温诺平（Navelbine）
		友复（Ufur）
	注射	顺铂（Cisplatin）
		卡铂（Carboplatin）
		力比泰（Alimta）
		健择（Gemzar）
		紫杉醇（Taxol, 俗称太平洋紫杉醇）
		泰索帝（Taxotere, 俗称欧洲紫杉醇）
		温诺平（Navelbine）

种类	用法	中文名称（英文商品名）
靶向治疗	口服	易瑞沙（Iressa）
		特罗凯（Tarceva）
		阿法替尼（Giotrif、Afatinib）
		克唑蒂尼（Crizotinib、Xalkori）
	注射	阿瓦斯汀（Avastin）
		爱必妥（Erbitux）

※ 注：以上药品为中国台湾地区处方用药，请遵医嘱。

认识肺癌静脉注射用药

第一线肺癌化疗药物中，有 7 种为注射剂型。包括属于"铂化物"类的药物（如"顺铂""卡铂"），以及"力比泰""健择""温诺平""紫杉醇"（俗称"太平洋紫杉醇"）与"泰索帝"（俗称"欧洲紫杉醇"）；"温诺平"作为第一线肺癌化学治疗药物，同时也有口服剂型。

这些药物除"力比泰"外均可用于治疗所有的非小细胞肺癌，疗效没有明显的细胞形态的差异。"力比泰"是比较新的化疗药物，它的疗效对于鳞状细胞癌以外的非小细胞癌（通称为非鳞状细胞癌）比对鳞状细胞癌更好，还可能比其他药物好，不良反应也比较小，合并放疗时也不需减少剂量，在第一线并用铂化物 4 个疗程之后可以持续单剂使用，称之为连续性维持性治疗，可延长患者的生命。

而上述药物不用于第一线时也可用于第二线或者更后线的治疗。而静脉注射靶向药物"阿瓦斯汀"，目前可作为化疗的合并治疗药物，对晚期肺癌的治疗与患者的存活率有一定帮助。另一个需合并化疗的静脉注射靶向药物"爱必妥"对肺癌的疗效却很有限。

药　　名 | Vinorelbine（Navelbine）

中文名称 | 温诺平®

适 应 证 | 非小细胞肺癌，移转性乳腺癌。

不良反应 | >10%：白细胞减少（90%）、恶心（31%～44%）、呕吐（20%～31%）、便秘（35%）、掉发（12%～30%）等。

　　　　　　1%～10%：过敏（皮疹等）、血小板减少等。

用　　法 | 静脉注射。

药　　名 | Cisplatin

中文名称 | 顺铂®、克莫抗癌®（第一代白金）

适 应 证 | 抗恶性肿疡剂。

不良反应 | >10%：恶心呕吐（76%～100%）、骨髓抑制（25%～30%）、听力异常（10%～30%）、肾功能异常（28%～36%）、周边神经病变等。

　　　　　　1%～10%：腹泻等。

用　　法 | 静脉注射。

注意事项 | 1. 使用本药品前，应适当补充水分，以利排尿及降低肾毒性。

　　　　　　2. 当出现耳鸣状况时，务必告知医师。

药　　名 | Carboplatin

中文名称 | 卡铂®、佳铂帝®（第二代白金）

适 应 证 | 肺癌、卵巢癌等。

不良反应 | >10%：骨髓抑制、贫血（71%～90%）、白细胞减少（85%）、血小板减少（76%）、呕吐（65%～81%）、恶心（10%～15%）、低血钠（29%～47%）等。

　　　　　　1%～10%：腹泻、便秘、感染等。

用　　法丨静脉注射。

注意事项丨可用于取代顺铂，不良反应较低，但疗效略差。

药　　名丨Pemetrexed（Alimta）

中文名称丨力比泰®

适 应 证丨1. 与顺铂并用，是治疗局部晚期或转移性非小细胞肺癌（显著鳞状细胞组织型除外）的第一线化疗用药。

2. 单一药物是局部晚期或转移性非小细胞肺癌（显著鳞状细胞组织型除外）患者接受 4 个周期含铂药物的第一线化疗后疾病并未恶化的维持疗法药物。

3. 单一药物是治疗局部晚期或转移性非小细胞肺癌（显著鳞状细胞组织型除外）的第二线治疗用药。

4. 与顺铂并用于治疗恶性肋膜间质细胞瘤。

不良反应丨>10%：疲倦（34%）、恶心（31%）、呕吐（6%～16%）、贫血（15%～19%）等。

1%～10%：水肿、发热、血小板减少、神经病变等。

用　　法丨静脉注射。

注意事项丨1. 除每日补充叶酸外，每 9 周应补充一次维生素 B_{12}。

2. 施打力比泰前一天、当天及第二天，建议每日两次口服类固醇以降低发生严重不良反应及皮肤过敏反应。

药　　名丨Gemcitabine（Gemzar）

中文名称丨健择®

适 应 证丨非小细胞肺癌、胰脏癌、膀胱癌。健择与紫杉醇并用，可使用于曾经使用过蒽环类抗肿瘤抗生素的乳腺癌患者（肿瘤局部复发且无法手术切除或转移）。也可作为曾经使用含铂类药物治疗后复发且间隔至少 6 个月的卵巢癌的第二线治疗药物。

不良反应 ┃ >10%：恶心（64%～71%）、呕吐（64%～71%）、贫血（65%～73%）、白细胞减少（61%～63%）、蛋白尿（10%～45%）、发热（30%～41%）等。

1%～10%：肾功能指数异常等。

用　　法 ┃ 静脉注射。

注意事项 ┃ 用药期间勿饮酒。

药　　名 ┃ Paclitaxel（Taxol）

中文名称 ┃ 紫杉醇®、（太平洋紫杉醇）

适 应 证 ┃ 非小细胞肺癌、卵巢癌、乳腺癌。

不良反应 ┃ >10%：白细胞减少（78%～98%）、掉发（87%）、恶心（52%）、呕吐（52%）、过敏（31%～45%）、周边神经病变（42%）等。

1%～10%：肝指数异常、心跳变慢等。

用　　法 ┃ 静脉注射。

注意事项 ┃ 1. 使用本药前要先给予皮质类固醇、抗组织胺和 H_2 拮抗剂。

2. 首次注射时应以心电图监测。

药　　名 ┃ Docetaxel（Taxotere）

中文名称 ┃ 泰索帝®（欧洲紫杉醇）

适 应 证 ┃ 非小细胞肺癌、乳腺癌、前列腺癌、胃腺癌、头颈癌。

不良反应 ┃ >10%：白细胞减少（84%～99%）、贫血（65%～94%）、掉发（56%～76%）、口腔炎（19%～53%）、腹泻（23%～43%）、恶心（34%～42%）、呕吐（22%～23%）等。

1%～10%：肝指数异常、低血压、过敏（皮疹等）等。

用　　法 ┃ 静脉注射。

注意事项 ┃ 1. 如出现手脚麻木感，停药后应可改善。

2. 用药期间勿饮酒。

药　　名 | Etoposide

中文名称 | 依托泊苷®

适 应 证 | 抗癌症、小细胞肺癌。

不良反应 | >10%：白细胞减少（60%～91%）、掉发（8%～66%）、恶心（31%～43%）、呕吐（31%～43%）、血小板减少（22%～41%）等。

1%～10%：口腔炎、低血压等。

用　　法 | 静脉注射。

注意事项 | 1. 本药品可能会出现严重的骨髓抑制作用，造成感染或出血。

2. 用药期间勿饮酒。

药　　名 | Avastin

中文名称 | 阿瓦斯汀

适 应 证 | 晚期、转移性或复发性非鳞状非小细胞肺癌。 阿瓦斯汀与卡铂及紫杉醇合并使用，可以作为无法切除的晚期、转移性或复发性非鳞状非小细胞肺癌患者的第一线治疗药物。

不良反应 | >10%：高血压（23%～67%）、腹痛（50%～61%）、呕吐（47%～52%）、蛋白尿（36%）、胃肠道出血（19%～24%）、恶心等。

1%～10%：深部静脉栓塞、口干、胆红素升高等。

用　　法 | 静脉注射。

注意事项 | 需避光冷藏（勿冷冻）。

药　　名 | Erbitux

中文名称 | 爱必妥®

适 应 证 | 爱必妥和阿法替尼并用，临床试验初步显示对第一代靶向药物如易瑞沙、特罗凯产生抗药性的部分患者具有疗效。

不良反应 | >10％：疲倦（89％）、过敏（皮疹等，89％）、痤疮（76％～90％）、呕吐（25％～37％）、恶心（29％）、指甲异常、输液相关反应（发热、寒颤）等。

1％～10％：四肢水肿、背痛等。

用　　法 | 静脉注射。

注意事项 | 1. 注射本药前要先给予抗组织胺药。

2. 需冷藏（勿冷冻），低于25℃可保存48小时。

3. 心肺疾病者使用本药应特别小心。

注：不良反应是否发生因人而异，若仍有用药疑问，请咨询医师。

认识肺癌口服用药

肺癌口服治疗药物包括化疗药物"温诺平"与"友复"。"友复"主要用于手术后病理分期为 IB 期而肿瘤大于 3 厘米的患者，服用时间为 2 年。

另有靶向药物"易瑞沙""特罗凯""阿法替尼"与"克唑蒂尼"。以上皮生长因子受体为靶向的"易瑞沙"与"特罗凯"，均为"第一代靶向药物"。"阿法替尼"则为"第二代靶向药物"，疗效是否超越第一代仍在实验中。"克唑蒂尼"的靶点是 EML4-alk 融合蛋白。

近年来，通过基因医学研究，科学家们揭开了肺癌的神秘面纱；而靶向药物的问世，更让肺癌治疗进入量身定制的新时代。

▶ 口服用药

药　　名 | Vinorelbine（Navelbine）

中文名称 | 温诺平®

适 应 证 | 非小细胞肺癌、移转性乳腺癌。

不良反应 | >10%：白细胞减少（90%）、恶心（31%～44%）、呕吐（20%～31%）、便秘（35%）、掉发（12%～30%）等。1%～10%：过敏（皮疹等）、血小板减少等。

用　　法 | 口服。

注意事项 | 1. 口服软胶囊需与食物同服（进食后立即服药）。

2. 软胶囊应整粒吞服，不可打开胶囊或嚼碎。

3. 请勿吞服破损的胶囊，如不慎咬破请以大量清水漱口。

4. 软胶囊需冷藏（勿冷冻）。

药　　名 | Tegafur／uracil（UFUR®）

中文名称 | 友复®

适 应 证 | 胃癌、大肠（结肠直肠）癌、乳腺癌，与顺铂并用治疗转移及晚期

肺癌、头颈部癌，用于病理分期 T2 的第 IB 期肺腺癌患者手术后的辅助治疗。

不良反应 | 药典未载发生率。

恶心、呕吐、腹泻、口腔炎、白细胞减少、过敏（皮疹等）等。

用　　法 | 口服。

药　　名 | Etoposide

中文名称 | 依托泊苷®

适 应 证 | 抗癌症。

不良反应 | >10%：白细胞减少（60%～91%）、掉发（8%～66%）、恶心（31%～43%）、呕吐（31%～43%）、血小板减少（22%～41%）等。

1%～10%：口腔炎、低血压等。

用　　法 | 口服。

注意事项 | 1. 本药品可能会出现严重的骨髓抑制作用，造成感染或出血。

2. 避免直接接触胶囊内药液。

3. 用药期间勿饮酒。

药　　名 | Gefitinib（Iressa®）

中文名称 | 易瑞沙®

适 应 证 | 易瑞沙用于具有 EGFR-TK 突变的局部侵犯性或转移性的非小细胞肺癌患者的第一线治疗；先前已接受过化学治疗后，但仍局部恶化或转移的肺腺癌患者的第二线治疗。

不良反应 | >10%：腹泻（48%～76%）、过敏（皮疹等，43%～54%）、青春痘（25%～33%）、皮肤干燥（13%～26%）、恶心（13%～18%）、呕吐（9%～12%）等。

1%～10%：瘙痒、间质性肺病等。

用　　法 | 口服。

注意事项 | 1. 无法吞服锭剂的患者，请将整粒泡在半杯开水中（勿压碎），搅拌均匀后立即服用，再以半杯水冲洗杯内余药并喝下。

2. 2 小时内勿与制酸剂并服。

药　　名 | Erlotinib（Tarceva®）

中文名称 | 特罗凯®

适 应 证 | 适用于具有 EGFR-TK 突变的局部侵犯性或转移性的非小细胞肺癌（NSCLC）患者的第一线治疗；先前已接受过化学治疗，但仍局部恶化或转移的肺腺癌患者的第二线用药；已接受 4 个周期含铂类药物的第一线化学疗法且尚未恶化的局部晚期或转移性肺腺癌的维持疗法用药。

不良反应 | >10%：疲倦（52%～79%）、过敏（皮疹等，75%～76%）、厌食（52%～69%）、腹泻（54%～55%）、恶心（33%～40%）、呕吐（23%～25%）、咳嗽（33%）等。

1～10%：头痛等。

用　　法 | 口服。

注意事项 | 1. 无法吞服锭剂的患者，请将整粒泡在半杯开水中（勿压碎），搅拌均匀后立即服用，再以半杯水冲洗杯内余药并喝下。

2. 空腹服用（进食前 1 小时或进食后 2 小时）。

3. 避免食用葡萄柚或葡萄柚汁。

药　　名 | Afatinib (Giotrif®)

中文名称 | 阿法替尼®

适 应 证 | 阿法替尼适用于具有 EGFR-TK 突变的局部晚期或转移性的非小细胞肺癌患者的第一线治疗。

不良反应 | >10%：腹泻（87%～96%）、痤疮/皮疹（14%～74%）、口腔炎（58%～71%）、甲沟炎（35%～58%）、食欲降低（29%～31%）、皮肤干燥（17%～31%）。

<10%：间质性肺病、肾功能受损、角膜炎、肝指数异常等。

用　　法 | 口服。

注意事项 | 1. 若无法吞服整粒锭剂，可将本药放入约100毫升饮用水（非碳酸类）中崩散（勿使用其他液体），不要压碎，搅拌直到锭剂崩散成极小颗粒（约15分钟）后，立即喝下此溶液，再以约100毫升水冲洗杯缘并喝下。此溶液也可用鼻胃管喂食。

2. 阿法替尼不可与食物同时服用，在服药之前至少3小时与之后1小时内皆不可进食。

药　　名 | Crizotinib(Xalkori®)

中文名称 | 克唑替尼®

适 应 证 | 克唑替尼用于治疗曾接受一种含铂化疗处方的 ALK 阳性的晚期非小细胞肺癌患者。治疗前须经政府部门核准的检验方式测得 ALK 阳性。

不良反应 | >20%：视觉障碍（58%）、恶心（54%）、腹泻（42%）、呕吐（41%）、便秘（29%）、水肿（27%）、疲倦（22%）。

1%～10%：肝指数异常（14%）、白细胞减少（7%）

1%：肺部发炎、QT 间期延长。

用　　法 | 口服。

注意事项 | 1. 胶囊应整粒吞服，最好以水送服，并且不可压碎、溶解或打开。

2. 应避免食用葡萄柚或葡萄柚汁，因为可能会升高克唑替尼的血药浓度。

3. 应避免使用圣约翰草，因为可能会降低克唑替尼的血药浓度。

注：**不良反应是否发生因人而异，若仍有疑问，请咨询医师。**

毒性不良反应分级表

在接受药物治疗时，可能会出现不同的不良反应，一般来说，接受化学治疗之后第一周最为明显，之后，身体会慢慢适应，不良反应也可能逐渐缓解。靶向药物的不良反应只要持续服用就会继续存在，但程度的轻重会有变化。这些不良反应大多在治疗结束后会慢慢复原。

多数的不良反应可以利用别的方法改善，因此，患者应详细记录自己出现的不良反应及程度，以作为医师评估不良反应的重要依据。若出现三级或四级的不良反应，要早点复诊让医师知道。

▶ 认识不良反应分级表

- **一级**：轻微，没有症状，或是轻微的症状，只需要临床或诊断观察，不需要介入治疗。
- **二级**：中等，需要少量、局部、非侵入性的介入治疗，会影响到患者的日常生活活动，例如煮饭、购物、打电话等。
- **三级**：严重，或是临床上显著但不危及生命，患者需要住院，或延长住院时间；造成残疾；影响到患者的日常自理能力，例如洗澡、穿衣服、吃饭或如厕等。
- **四级**：危及生命，需要立即介入治疗。

表6-4　不良反应分级表

	一级 （轻微）	二级 （中等）	三级 （严重）	四级 （危及生命）
恶心	影响食欲，但未影响饮食习惯	每日进食减少，但没有明显的体重减轻，有脱水或营养失调的情况	无法适当进食；需要鼻胃管喂食、全静脉营养治疗或是需要住院	
呕吐	一天内发生1~2次	一天内发生3~5次	一天内发生6次以上；需要鼻胃管喂食、全静脉营养治疗或需要住院	危及生命，需要立即介入治疗
口腔炎	没有症状，或是轻微的症状	轻微疼痛感，但不影响进食，但需改变饮食方式	会有严重的疼痛感，影响进食和吞咽	危及生命，需要立即介入治疗
咽喉炎	进食时有轻微的不适感	进食时有中度的不适感，影响进食	会有严重的疼痛感，影响进食和吞咽，需要介入治疗	危及生命，需要立即介入治疗，例如插管
腹泻	每日排出次数增加，一天4次左右	每日排出次数增加，一天4~6次左右	每天排出次数增加到7次以上；有失禁的现象，需要住院；影响到患者的日常自理能力	危及生命，需要立即介入治疗
掉头发	头发量减少，远观不明显。建议改变发型使掉发不明显	发量减少一半以上，明显影响外观。建议使用假发		

	一级 （轻微）	二级 （中等）	三级 （严重）	四级 （危及生命）
痤疮样皮肤红疹（皮疹或脓疱大多出现在脸部、头皮、上胸部或背部）	出现皮疹或脓疱，可能会有瘙痒感	出现皮疹或脓疱，可能会有瘙痒感，且产生心理上的影响，并因而限制日常生活活动	多处出现皮疹或脓疱，可能会有瘙痒感；影响日常自理能力；造成重复感染，需要给予口服抗生素	大量出现皮疹或脓疱，可能会有瘙痒感；造成广泛的重复感染，需要注射抗生素；可能会危及生命
其他皮肤相关不适	没有症状，或是轻微的症状	需要局部或非侵入性的介入治疗；影响到患者的日常生活活动	严重，或是临床上显著但不危及生命；住院或延长住院时间；造成残疾；影响到患者的日常自理能力	危及生命，需要立即介入治疗

※ **参考资料**：肿瘤化疗药物不良反应评价系统（CTCAE V 4.0）

文／蔡俊明（胸腔肿瘤科特约主治医师）
周月卿、林欣怡（药剂部临床药师）

靶向药物不良反应的照护

● 红疹与干燥：一般是在持续使用靶向药物 1 ~ 4 周后出现。患者皮肤变干燥，产生容易剥落的皮屑或脱皮，甚至出现龟裂疼痛的伤口。皮肤干燥的照护，在清洗皮肤时，不要用过热的水或太多的香皂和沐浴乳，以免皮肤更加干燥，使用温和洗面乳去角质，洗澡后可使用无酒精、无果酸成分之水溶性润肤乳液擦全身，特别干燥的地方需经常使用含保湿成分保养品。

另外，要做好防晒，避免风吹日晒，外出时需使用防晒乳，女士脸部可适度使用隔离霜修饰外观，男士可戴遮阳帽，避免脸部色素沉着。建议早晚保养皮肤一次，尽量清除脱落的皮屑，保持皮肤的湿润，但如果症状没有改善，则需寻求医师协助给予药物治疗。另有少部分患者会出现鼻黏膜干燥，可使用凡士林涂抹。

● 痤疮样皮疹：在用药后 2 周开始出现丘疹，大多出现在脸部、头皮、颈部、前胸、后背部位。由于角质堆积，很容易阻塞毛囊，若有细菌感染，有些丘疹会变成有如青春痘般又痛又痒的脓疱，甚至会出现在头皮上，同时，在脸部双眉或鼻翼会出现脱屑泛红的脂溢性皮肤炎。

在照护方面，主要是保持皮肤清洁，避免用手抓痒以防止感染。建议患者加强患部皮肤清洁，注意皮肤去角质、湿润保养的动作。每天仔细地清除干裂、脱落的皮屑，可以使用芦荟洗面乳（露）揉搓清洁皮肤，再以温水清洗，趁水分还留在皮肤上时，紧接着擦上长效型保湿乳液。另可寻求医师协助给予痤疮口服或外用药物治疗。多摄取一些维持皮肤健康的食物，如：蛋白质、水、维生素 A、维生素 C、维生素 D、维生素 B_1、维生素 B_2、维生素 B_6、维生素 B_3 等，可以较快促进皮肤的再生。

对于头皮上的脓疱，必须保持头皮与头发的清洁，勤清洗并维持干爽，挑选温和、能控油保湿的洗发精。可用含煤焦油成分的药用洗发精来清洁，1 周最多使用 3 次，毛囊炎严重时，必须天天洗头，可再搭配其他非药用洗发精。医生开抗生素药膏与类固醇药膏使用时，在使用药膏涂抹之前，需先以棉棒用生理盐水蘸湿，将脓疱、伤口仔细清洁后再擦上药膏，棉棒要更换，避免使用同一支棉棒擦完整个头皮上的伤口，以免重复感染。

● 口腔炎：约有一半的患者在服药后会出现从口腔黏膜干燥到疼痛、溃疡、出血等症状，且口腔内的溃疡会让患者因疼痛而影响患者的饮食状况和食欲。要用不含酒精的漱口水清洁口腔，尽量保持口腔湿润，可减少发生率及严重程度。刷牙时改用软毛材质牙刷与无刺激性牙膏。平时多补充水分，少吃甜食、油炸类和刺激性食物。若有溃疡可局部口含碎冰，以减轻口腔炎，另可寻求医师协助给予药物治疗。

● 指甲变化：常发生在手或脚的大拇指。指甲变得易碎、断裂、肉芽、指甲内嵌与甲沟炎，严重可能化脓发炎。通常在用药 4～8 周后发生，有些患者甚至几个月后才出现。照护上应保护手足指甲避免受伤，戴棉布手套且避免穿上太紧或者是会过度摩擦的鞋子及袜子，选择软底的鞋子。

此外，也不要接触刺激性的化学物质或过敏物，要碰水时，先戴一双棉布手套后，再戴防水手套。保持指甲干净，清洗完，一定要擦干并保持干燥，可以使用凡士林或者护手霜来保养指甲及周围的皮肤。修剪指甲时须在洗澡后，指甲比较柔软时再剪。每天洗完澡，用搓刀刮刮指甲前端边缘，可除去有病指甲且刺激指甲生长。若有脚指甲内插，初期未发炎时，可用温水浸泡后再以优碘消毒。若有严重的指甲内插，则需寻求皮肤科或外科医师协助。治疗时需有耐心，因甲沟炎的治疗通常需要几个月的时间。

● **毛发改变**：靶向药物会影响皮肤毛囊，头发生长速度变慢，甚至卷曲，容易断裂，有时会造成眉毛变厚、发质变硬、睫毛变长且弯曲，有时眼睫毛倒插会刺入眼睛造成红肿刺痛。用药后前 3 个月发生率小于 10%，持续使用 6 个月后发生率超过 80%。梳发要轻柔，选宽齿梳。避免使用染发剂、发胶或烫发。

文／个案管理师宋易珍、洪秀莹

靶向治疗

靶向药物并非人人适用，无特定基因变异的患者使用效果有限，因此建议患者先和医师讨论，了解自己的癌症是否能用靶向药物治疗。

成功的靶向治疗

"靶向治疗"顾名思义，即治疗药物及其所欲治疗的对象之间，存在着一个"标"与"靶"的关系。相对于化疗药物的"通杀"，靶向治疗则可以选择性地杀死癌细胞，不伤害到正常细胞。因此理论上，靶向治疗可以在几乎没有不良反应的情况下，有效地治疗癌症。然而，目前仅有少部分的癌症运用靶向药物治疗有效。探究其因，成功的靶向治疗必须具备以下3点。

第一，癌细胞必须有一个与正常细胞完全不同的分子，可以拿来鉴别敌我。

第二，此癌细胞所特有的分子，最好正是癌细胞赖以为生的要素。

第三，靶向药物能选择性地攻击此癌细胞独特又赖以为生的"靶"。

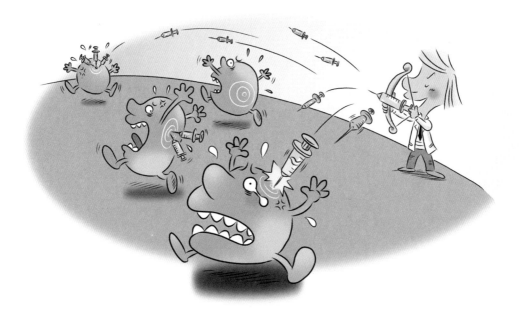

靶向治疗如果能同时符合此3点，则必能有效地控制甚至根除癌症。到目前为止，第一个也是最成功的案例是用格列卫（Glivec）治疗慢性骨髓性白血病（CML），后者的致病机制是白细胞母细胞的第九及第二十二对染色体发生换位，产生Bcr-Abl融合蛋白，此特别的融合蛋白不但仅有癌细胞才有，而且正是让白细胞母细胞癌化的原因，因此当科学家研究出专门针对Bcr-Abl的抑制剂格列卫，便完全改变了这些患者的预后，甚至有些患者可以得到根治。

在肺癌的例子中虽然有些不同，但基调是一致的：某些非小细胞肺癌的表皮生长因子受体（EGFR）基因具有独特的突变，这些突变的EGFR正是此类肺癌的致癌原因，因此选择性的EGFR抑制剂便可以非常有效地治疗此类具有EGFR基因突变的肺癌。

近年来，在非小细胞肺癌上陆续发现其他驱动致癌基因，例如ALK、HER2、BRAF、RET、ROS1等，其中间变性淋巴瘤激酶（ALK）抑制剂已经成为肺癌靶向治疗的第二个药物。希望不久的将来，大部分的肺癌患者都能有有效的靶向药物可供选择。

▶ 认识靶向药物的抗药性

一般来说，接受靶向治疗后"每3个月"应定期复诊，当肿瘤变大、转移时，即表示出现抗药性，抗药性的产生有3种情况：

● **单一位置的肿瘤变大**：此时需要停止靶向药物治疗，可再加上恶化局部治疗，如肝转移使用"高频烧灼术"；骨转移则利用"放射线治疗"；脑部转移可以用"伽马刀治疗"，多个则使用"全脑放射线治疗"。

● **多个器官慢慢恶化**：立即改变治疗策略，使用"化学治疗"可能是较佳的治疗途径或参加新药临床试验。

● **单一或多个部位快速恶化**：立即改变治疗策略，使用"化学治疗"可能是较佳的治疗途径或参加新药临床试验。

文／邱昭华（胸腔肿瘤科主治医师）
蔡俊明（胸腔肿瘤科特约主治医师）

上皮生长因子受体（易瑞沙、特罗凯、阿法替尼）的临床使用

1. **第一线使用**：用于敏感性基因突变。

2. **再度治疗**：停用靶向药物一段时间之后重新使用。再度使用的时机则是当靶向药物出现抗药性时，则需先暂停靶向药物，停用的时间越长越好，这段时间可以用化学药物替代；当重新使用靶向药物时，约 30% 的患者有疗效，60% ~ 70% 的患者可以延缓恶化。

3. **与其他的靶向药物合并服用**：上皮生长因子受体抑制剂，可以和其他上皮生长的抗体（爱必妥）合并使用，用于有抗药性的患者。

4. **与某些化学药物合并使用**：针对靶向药物产生抗药性者，辅以化学治疗，也会有疗效，效果可能不及化学治疗药物加顺铂，但毒性较小。

5. **差异性不大**：针对个别的患者选用不同的靶向药物，有经验的医师使用其治疗，不良反应的差异性并不会太大。此三种药物正进行一对一的临床试验比较其疗效和不良反应。

文／蔡俊明医师

靶向治疗的抗药性和治疗对策

有基因变异者，使用靶向药物可发挥极佳的治疗效果。换句话说，基因变异是一项好的预期治疗指标（预期治疗效果好坏）。

根据临床研究资料显示，转移性肺腺癌有基因变异者，疾病治疗过程只接受化学治疗的，其中位生存期约 12 个月，靶向药物治疗者约 24 个月；接受靶向药物及化学治疗可以超过 36 个月；对部分患者，应用适当的治疗策略更可达到 4 年或更长的存活期。

当靶向治疗出现抗药性时，医师可能会暂停靶向药物治疗，改成单纯的化学治疗，待化学治疗疗程告一段落，再重新使用靶向药物治疗，约有 30% 患者仍有疗效，70% ~ 80% 患者可以获得一段时间的控制。因此，当医师表示需接受化学治疗时，请不要排斥化学治疗，因为当前的第三代化学治疗药物效果很好，不良反应小，它将会是很好的接续治疗。而且化学治疗的效果如果能把"无靶向药物使用期"拉长，之后再使用靶向药物的有效期会更长。

文／蔡俊明医师

认识第一代与第二代靶向药物

表6-5　第一代与第二代靶向药物

靶向药物	上皮生长受体抑制剂	无基因突变	对具有抗药性的基因突变
易瑞沙（Gefitinib）	• 第一代、可逆性 • 亚洲地区第一个上市的靶向药物	无治疗效果	不理想
特罗凯（Erlotinib）	• 第一代、可逆性	约10%患者有效，有效期短	不理想
阿法替尼（Afatinib）	• 第二代、不可逆	尚无资料	约10%患者有效，有效期短

不良反应	过敏性肺炎	疾病无恶化期	药物血中浓度
肠胃、皮肤不良反应较小 肝毒性较高 （20%）	3%～4%	9～10个月	低； 对脑部转移病灶有效，脑部转移恶化时改用特罗凯，部分患者有效。间歇高剂量治疗效果不如特罗凯
肠胃、皮肤不良反应稍强 肝毒性较轻微	≤3%	11个月	比易瑞沙高。对脑部转移病灶效果好，适用间歇高剂量治疗
肠胃不良反应较强 皮肤不良反应稍强 肝毒性较轻微	≤3%	13个月	对脑部转移病灶有效果。不适合用间歇高剂量治疗

注：靶向药物等同刹车机制，而肿瘤细胞好比被踩了油门的车子。
可逆抑制剂：如同间断踩刹车，减缓肿瘤细胞生长。
不可逆抑制剂：如同持续踩刹车，减缓肿瘤细胞生长。

制表／蔡俊明医师

免疫治疗

免疫系统对抗癌细胞时，细胞毒性 T 细胞（Cytotoxic T cell）会被活化去攻击癌细胞，避免癌症发生。当细胞毒性 T 细胞的活化受到抑制，免疫机制失灵，癌症因此而产生。

现阶段免疫治疗则是利用单株抗体，如易普利姆玛（Ipilimumab），PD-1、PD-L 的单株抗体，解除免疫性细胞毒性 T 细胞等受到的抑制，增强免疫细胞的活性，启动人体免疫机制排除肿瘤的机能。

现阶段免疫治疗还在实验性阶段："有基因突变者"使用免疫治疗及上皮生长受体抑制剂，而"无基因突变者"则使用免疫治疗及化学治疗。

文／蔡俊明医师

脑部转移治疗

脑部是肺癌最容易转移的部位，因脑部有血脑屏障的结构，使得抗癌药剂不易进入大脑，这也是化学治疗对脑部病灶成效不佳的原因。

当肿瘤转移至脑部，严重时会出现头痛、意识不清、精神障碍等症状。目前脑部转移治疗，仍以放射线治疗（如伽马刀、全脑照射等）为主，治疗后应留意是否出现脑部后遗症（如注意力不集中、语言障碍、神智改变等）。

有基因变异、对靶向药物反应很好者，用药物治疗（如易瑞沙、特罗凯、阿法替尼），脑部转移也能获得改善（超过80％）。但由于进入脑部靶向药物的浓度低，容易出现恶化现象，此时需配合伽马刀、全脑照射等其他的治疗，所幸，脑部发生高浓度抗药性概率较低，有时提高靶向药物浓度，脑部转移也能获得较好的控制。

文／蔡俊明医师

骨转移治疗

30%～40%的肺癌患者会发生骨转移，临床典型症状除了"疼痛"外，也会产生一些严重的并发症，包括病理性骨折等，当癌细胞侵袭脊柱时则会出现翻身疼痛、感觉异常等症状，严重时甚至有行动障碍、大小便困难、下半身瘫痪等症状。这些在医学上称之为癌症骨转移所造成的"骨相关（伤害）事件"，它会降低患者的自主行动能力与生活品质。

肺癌骨转移可借由"骨扫描"早期诊断，然而骨扫描无法探测到蚀骨性骨转移，因此当患者骨疼痛症状明显，但骨扫描未能有明确结论时，建议以影像学检查，如CT、磁共振造影，甚至正电子扫描再做确定。

肺癌脊柱转移的治疗，"手术治疗"是其一，手术可避免之后的抗药性产生椎柱塌陷的后果，少数患者在疾病控制良好的时候打入骨泥（脊柱整型术）也有效果，但可施行率与成功率较低；"放射线治疗"可以遏制癌细胞也可以止痛，但无法改善蚀骨，加强骨头承载等；"药物治疗"——狄迪诺塞麦（Denosumab），适用于癌症骨转移，可有效降低骨相关（伤害）事件，而且可以延长患者的存活期。患者使用该项药物，与双磷酸盐药物一样，有发生齿槽骨不良反应的可能，在进行治疗期间与治疗后，应进行口腔检查。

由于靶向药物对某些患者治疗效果较好，因此在适当的时机，通常是治疗2～3个月后，加以手术治疗，植入支架，强化脊柱的承受力。

文／蔡俊明医师

麻醉性镇痛剂的使用原则

在临床上最常使用的止痛剂，分为麻醉性镇痛剂（鸦片类制剂）和非甾体类抗炎药，前者作用于中枢神经系统，可缓解中度至重度的疼痛，而后者作用部位在周边而非中枢，其止痛效果只能对轻度至中度的疼痛有效，却不能抑制重度的疼痛。

麻醉性镇痛剂会让人担心"成瘾"的问题，其实只要有疼痛存在，使用麻醉性镇痛剂不会有上瘾现象。癌症疼痛需要稳定控制，止痛药的使用原则为"定时、定量"，不要等到疼痛出现时才服药，这样反而会需要更高的剂量，不但止痛效果不好，反而会增加不良反应，如恶心、呕吐、便秘或头晕等。只要正确使用，"吗啡"是一种安全有效的药物。

表6-6　麻醉性镇痛剂与非甾体类抗炎药的区别

	麻醉性镇痛剂	非甾体类抗炎药
作用系统	中枢神经系统	周边神经系统
缓解疼痛程度	中度至重度	轻度至中度

文／蔡俊明医师

中医辅助疗法

癌症俨然已成为这个世纪不得不面对的课题，如何应对？中、西医共治癌症，已然成为趋势。现在，癌症治疗需要中医与西医相辅相成，但应选择有治疗癌症经验的中医临床团队，如此方能帮助癌症患者提高治疗效果，减缓痛苦，延长生存期。

中医在癌症治疗中扮演的角色

中西医结合治疗肿瘤是新的治疗趋势，可以取长补短，提高治疗效果。尤其对中晚期的患者能明显地减轻痛苦，延长生存期。

美国耶鲁大学郑永齐博士发表在《传统医学科学》期刊的研究指出，动物实验发现，中药黄芩汤（原用于治疗呼吸道感染及恶心、呕吐等肠胃症状），可缓解癌症化疗后造成的肠胃不适及细胞损伤，相关新药正研发中。

而中医药能提高人体机能，增加对手术、放疗、化疗等的耐受力，并减轻各种治疗的不良反应，提高患者生活品质，延长寿命。

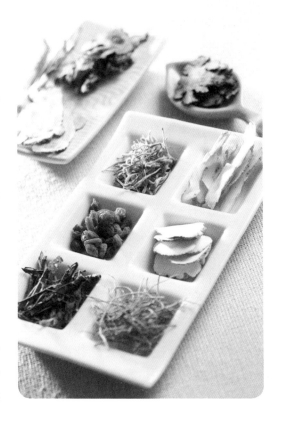

中医看肿瘤

中医学认为，肿者，肿大也。瘤者，留居也。凡肿大成块、留居在一起而不消退之物谓之肿瘤。早在 3500 多年前的殷墟甲骨文上就记载有"瘤"的病名。2000多年前的《周礼》一书中有所谓"疡医",就是专门治肿瘤的医师。

中医对肿瘤病因及病机分为"内因""外因"。简言之,就是外部环境的侵扰与日常生活饮食不当,两者都会逐渐导致人体脏腑功能失调,气滞血瘀,痰浊内痈,日久成癌。

而肺癌属中医的"肺积""肺痈""咳嗽""咯血"等症。中医认为肺癌发生的根本原因为正气内虚,若邪气犯肺,痰湿内聚,气滞血瘀,聚结于肺,遂成肺瘤。

其临床表现,局部症状为咳嗽、血痰、气促、胸闷、胸痛等;全身症状则有发热、消瘦、食欲不振、消化不良等。

▶ 不同期别不同的治疗重点

中医治疗肺癌亦针对不同期别,有不同的治疗重点:

● **未接受西医治疗前的分型**:阳虚内热型、气阳两虚型、痰热壅肺型、气滞血瘀型、脾虚痰湿型、水饮内停型。

● **手术后期分型**:肺气虚型、肾不纳气型。

● **放疗(中)后分型**:肺燥阴虚型、痰热壅肺型、热毒伤肺型。

● **化疗(中)后分型**:脾胃受损型、肺脾气虚型、气血两虚型、肺肾两虚型。

▪▪ 未接受西医治疗前的治疗

● **阴虚内热型**:如果患者出现咳嗽少痰,或无痰,或痰中带血,口干咽燥,潮热盗汗,形体消瘦,舌红或绛,苔少或无苔,脉细数等症状,中医将此分类为"阴虚内热型"。治疗对策:滋阴润肺。常用方剂:沙参麦门冬汤加百合固金汤。痰中带血者,加白芨、仙鹤草、桑白皮;午后潮热者,加地骨皮、银柴胡。

● **气阴两虚型**:患者出现少气乏力,咳嗽声低,自汗或盗汗,口干不多饮,舌头淡红,舌苔薄白,脉细。中医将此分类为"气阴两虚型"。治疗对策:益气养阴。常用方剂:北芪、党参、白朮、淮山、沙参、天冬、女贞子、龟板、鳖甲。

- **痰热壅肺型**：患者出现咳嗽，痰色黄稠，或伴有血丝、发热，口干喜饮，舌红，舌苔黄腻，脉滑数。中医将此分类为"痰热壅肺型"。治疗对策：清热宣肺化痰。常用方剂：千金苇茎汤。

- **气滞血瘀型**：患者出现胸闷气促，胸部或颈部青筋显露，胸胁胀痛，痛有定处，痛如针刺或刀割样，痰中带血或伴有脸部肿胀，舌质暗或有青紫斑点，脉弦或涩，此型见于上腔静脉受压迫者。中医将此分类为"气滞血瘀型"。治疗对策：行气化瘀。常用方剂：郁金、苏子、三棱、莪术、桃仁、王不留行、穿山甲、水蛭（研末冲服）。

- **脾虚痰湿型**：患者出现胸闷咳嗽，痰多色白，疲倦，纳差，舌头颜色淡红有齿印，舌苔薄白，脉濡缓。中医将此分类为"脾虚痰湿型"。治疗对策：健脾燥湿化痰。常用方剂：党参、白术、淮山、陈皮、法半夏、苏子、白芥子、白前、桔梗。

- **水饮内停型**：患者出现胸闷、呼吸短促，甚至平卧有困难，唇舌发绀，脉促。中医将此分类为"水饮内停型"。治疗对策：利水逐饮。常用方剂：葶苈子、龙葵、防己、椒目、茯苓、白术、猪苓、薏苡仁、大枣、桂枝；胸痛者，加延胡索、郁金；唇甲青紫者，加桃仁、泽兰。肌肤不温者（即面目、肢体皆肿），可加熟附子、白芍、生姜。

▒ 手术后期分型的治疗

- **肺气虚型**：患者出现疲倦乏力，自汗，畏风，稍作登高活动或急行时即气喘，舌淡红，苔薄白，脉细。中医将此分类为"肺气虚型"。治疗对策：补益肺气。常用方剂：北芪、白术、防风、党参、淮山、补骨脂、五味子、浮小麦、大枣。

- **肾不纳气型**：患者出现动辄气喘，腰膝酸软，夜多小便，舌淡或淡暗，苔白，脉细促，此型多见于左（或右）侧全肺切除者。中医将此分类为"肾不纳气型"。治疗对策：补肾纳气。常用方剂：蛤蚧、冬虫夏草、葫芦壳、补骨脂、菟丝子、核桃肉、五味子、北芪。

▒ 放疗（中）后分型的治疗

- **肺燥阴虚型**：患者出现咳嗽痰少或无痰，口干，舌淡红，苔薄白，少津。中医将此分类为"肺燥阴虚型"。治疗对策：滋阴润肺。常用方剂：北杏、川贝、天冬、北沙参、党参、桑叶、款冬花、紫菀、百合。

- **痰热壅肺型**：患者出现咳嗽，痰黄稠，或伴血丝、发热，口干喜饮，舌红，苔黄腻，脉滑数。中医将此分类为"痰热壅肺型"。治疗对策：清热宣肺化痰。常用方剂：千金苇茎汤加味包括薏苡仁、冬瓜仁、桃仁、鱼腥草、胆南星、北杏、川贝、黄芩。

- **热毒伤肺型**：患者出现咳嗽胸痛，发热，痰有鲜血甚至咯血，大便干燥，小便黄赤，舌红，苔黄，脉数。中医将此分类为"热毒伤肺型"。治疗对策：清热泻火，凉血止血。常用方剂：桑白皮、地骨皮、丹皮、青黛（研末冲服）、黄芩、旱莲草、仙鹤草、生地、白芨。

- **气阴两虚型**：患者出现少气乏力，咳嗽声低，自汗或盗汗，口干不多饮，舌淡红，苔薄白，脉细。中医将此分类为"气阴两虚型"。治疗对策：益气养阴。常用方剂：北芪、党参、白术、淮山、沙参、天冬、女贞子、龟板、鳖甲。

化疗（中）后分型的治疗

- **脾胃受损型**：患者出现恶心，呕吐，咳嗽，痰白，舌淡红，苔白或厚。中医将此分类为"脾胃受损型"。治疗对策：健脾和胃。常用方剂：香砂六君子汤。

- **肺脾气虚型**：患者出现咳嗽声低，疲倦乏力，畏风自汗，食少纳差，大便稀软，排出乏力，舌质淡，脉细弱。中医将此分类为"肺脾气虚型"。治疗对策：健脾益气。常用方剂：参苓白术散。

- **气血两虚型**：患者出现少气乏力，畏风自汗，心悸头晕，面色萎黄，咳嗽声低，舌质淡，脉细弱。中医将此分类为"气血两虚型"。治疗对策：益气补血。常用方剂：八珍汤。

- **肺肾两虚型**：患者出现咳嗽气短，动辄气喘，腰膝酸软，耳鸣，遗精，夜多小便，舌淡红，苔薄白，脉沉细。中医将此分类为"肺肾两虚型"。治疗对策：益肺补肾。常用方剂：北芪、党参、白术、补骨脂、核桃仁、菟丝子、蛤蚧（研末冲服）、锁阳、蚕蛹。

咨询医师，获得最好的治疗方法

在这里需要特别提醒的是，这些分型与治疗方式，并非提供患者或家属自行在不同时期，依据不同症状照方抓药。而本文中的"中西医结合治疗肿瘤"，也不是让患者或家属自行安排一套中西医的治疗方法，毕竟如何确认症型（即对症），应该采取何种处方与份量（即下药），都需要医师科学辩证，再决定如何治疗。

要简单地靠文字检索，就希望能正确地"对症下药"，无疑是冒着极大的风险；这种风险，对于重大疾病的患者，往往就是能否痊愈的关键，唯一的避险之道，就是寻求医师协助。

此外，因肿瘤或其他重大疾病的患者，身体已受到疾病侵袭，若是让中西医同时各行其事地进行诊治，很可能因为药物的相互作用，造成身体不必要的负担，反而耽误了治疗的效果。这也就是前文中强调，要让两者结合治疗，以"互相配合，取长补短，提高治疗效果"为目的的原因。

但是作为一种新的治疗趋势，并不是所有的医院都能提供此类治疗。建议患者或家属，可以就"中西医结合治疗"的需求，咨询目前负责治疗的医师，应该可以得到最适合的治疗方法。

文／吴大鹏（传统医学科主治医师）

西医谈中草药

肺癌的死亡人数逐年上升，是癌症的头号杀手。近代西方医学对晚期肺癌的治疗效果，近年来虽然已有显著的进步，但是对于复发后历经多线化疗与靶向药物治疗的患者，除了疗效有限之外，有可能出现影响生活品质的不良反应；而作用"温和"的中草药便成了患者的另类选择，多数肺癌患者在治病过程中会尝试服用各类中草药，甚至有些患者可能完全排斥西医治疗。

抗癌药物需经过严谨的临床试验

某些中草药虽具有抗癌作用，能够遏制癌细胞的生长。但是，西方医学认定抗癌药物"有效"，一般是指通过严谨规范的临床试验，有些药物可以使至少10%的患者的肿瘤直径缩小70%或面积缩小50%以上（即反应率达10%或以上）。目前使用的新一代肺癌化疗药物，疗效较好，不良反应较少，它们个别的反应率在20%～30%之间，若混合并用则可达30%～45%。另有患者肿瘤虽然缩小，但不及直径70%，则认定药物可使这些癌病"稳定"，不会持续恶化。

很多抗癌药物本身提炼自天然植物，如太平洋紫杉醇提炼自紫杉树皮。然而，未经提炼萃取的天然植物所含的抗癌成分较少，即便经口服吸收，毒性也不致太强，但总有少数患者的肿瘤特别敏感，经治疗后肿瘤会显著缩小，有些患者甚至能维持"稳定"状况。

由于有人曾使用草药而使癌症有所缓解，经口耳相传后，便成为民间的抗癌秘方。可惜没有经过严谨的临床试验的检验，多半的中草药方缺乏疗效的确切佐证，也没有客观的反应率与毒性的资料可供比较，有时疗效也不免被夸大！

草药选用煎熬服食为佳

一般中草药毒性虽低，仍可能出现不可预期的不良反应，如肾或肝毒性，服用前应了解清楚。草药选用煎熬服食者为佳，避免因药粉或药丸的剂型渗入西药，使用前应熟知其成分与不良反应。服用前应确知该类草药是谁服用？什么疾病获得缓解或稳定（不能止于听闻，最好有影像检查确认）；此外，既是草药，价钱就不该太昂贵。

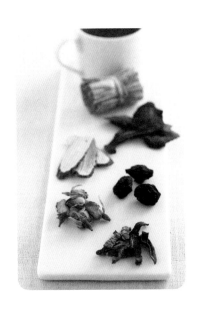

医师的职责除了诊治疾病之外，也应该善尽医疗教育的社会责任，并尽可能提供可供参考的资讯。患者的获益是医师首先要考虑的，患者也有权利选择所要的治疗方式，"不治疗"（支持性治疗）也应视为一种治疗方式。

而医师对给予治疗、中断治疗或不治疗的时机的拿捏尤其重要，必须考虑个体差异。任何药物都可能存在心理层面的治疗价值，中草药对某些患者及家人尤其如此，这样的效应绝不应忽视不见。

中草药治癌也将面临严苛的挑战——"靶向治疗"的新药物预期对中草药治癌将极具颠覆性的威胁，如治疗乳腺癌的赫赛汀；治疗慢性骨髓性白血病的格列卫；治疗非小细胞肺癌的易瑞沙、特罗凯、阿法替尼。与传统化疗相比，上述药物不良反应低，几乎无血液毒性（白细胞、血小板不会降低，不会贫血），不会呕吐，少掉发，不会手脚发麻，有的只要口服，不用打针。除了具有中草药毒性低的优点之外，更重要的是这类药物对特定人群患者经临床试验证实有效，可适用的适应证也愈来愈多。

勿轻易放弃疗效确定的既有治疗

虽然不幸罹患癌症，但请不要轻易放弃疗效确定的既有治疗。更何况癌症治疗药物不断地推陈出新，"留得青山在，不怕没柴烧"，生命只要延续，将有机会等到有效的药物治疗（而且不良反应小）。就肺癌而言，在新药物的研究过程中，西药应着力于不良反应的降低，中草药应能确认并提高疗效。

所有的治癌医师，不论中医、西医，都要了解自己的能力与局限——治疗前让患者晓得治疗的目标与获益的概率；治疗中应尽可能严谨、客观、科学化地评估治疗效果；要了解到所有的药物即便治疗初期有效，也不表示疗效都可以持续永久，若无效时懂得另换它药或给予支持疗法。中草药只有建立符合科学规范的药品管理检验与疗效及毒性的评估机制，面对冲击时才有机会占稳自己的一席之地。

文／蔡俊明（胸腔肿瘤科特约主治医师）

安宁缓和医疗

医护团队在照顾晚期患者的过程中，发现晚期患者与家属不仅经历身体不适的痛苦，更承受心理煎熬，因此目前各大医院积极推广安宁缓和医疗。安宁缓和医疗是团队性的工作，成员包括医师、护理师、心理治疗师、营养师、志愿服务者等，借由受过专业训练的团队，提供晚期患者及其家属的整体性照顾计划。对于安宁缓和医疗照顾的过程，患者享有最大的自主权，家属可全程参与。

其主要目标为尽可能运用各种疼痛控制与症状处理的方法与技术，积极处理晚期患者产生的各种不适症状，使患者在维持清醒且免于疼痛与不适的情形下，在家属的陪伴下，有尊严且有品质地走完人生最后旅程。

认识缓和治疗

缓和治疗（palliative care）是一种专业的医疗模式，特色是以医疗团队合作的方式，缓解及避免所有患者，尤其是那些患有慢性疾病患者的痛苦，提升其生活品质。安宁缓和医疗（Hospice Palliative Care）则特指着重于提升晚期患者身、心、灵的照护服务。近二三十年来，缓和治疗的概念随着安宁缓和医疗照护运动的推动，而成为全球医学界积极推广的照顾理念与模式。

根据世界卫生组织 2002 年发表的定义，缓和治疗是针对面对威胁生命的疾病的患者与其家属的一种照顾方式，其目标是借由早期探测，详细评估与适当处置来治疗疼痛，预防及减缓因疾病产生的身、心、灵痛苦，以达到提升患者"生活品质的目标"。此定义中强调，缓和治疗着重于以团队合作照顾的方式满足患者及家属的需求，由缓和治疗医师、护理师、临床心理治疗师等共同合作，帮助患者缓解身、心、灵的痛苦，并为家属在患者生病过程、临终期及患者死亡后的哀伤期进行心理疏导。

在过去，大多数医师只关注患者疾病的治愈，而忽略兼顾其提升生活品质与症状减轻的治疗。近 20 年来，缓和治疗概念的引进，不仅让患者的生活品质提升，而且，晚期患者接受安宁缓和治疗甚至有较长的存活期。著名的《新英格兰医学》杂志曾专文报道，针对初诊断非小细胞肺癌合并转移的第四期患者，在接受标准肿瘤专科治疗的同时，若能早期介入缓和医疗照顾，患者接受侵入性治疗的机会就会相对较少，患者的生活品质及情绪状态会变好，忧郁与焦虑的指数也会降低，且当患者接受早期缓和照顾后，平均存活期也有所延长。

　　缓和治疗可用于症状控制或缓解根治性治疗的不良反应，如与化疗相关的恶心等。缓和治疗采用团队合作的方式，解决患者及家属的需求，并提供一个支持系统，帮助家庭应付患者生病的危机。在美国，超过 100 张病床的医院有一半以上需提供缓和治疗方案，近 1/5 的美国社区医院也提供缓和治疗服务。

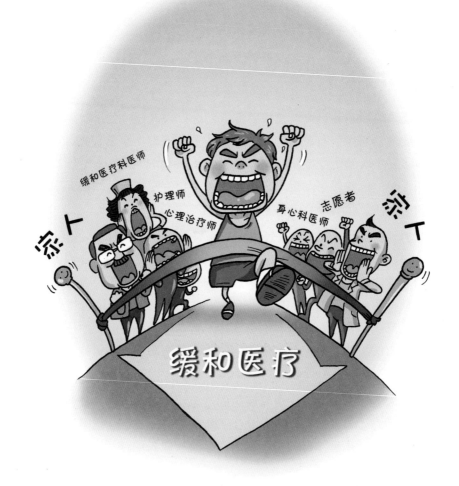

安宁缓和共同照护项目

目前全台湾各医院的"安宁缓和共同照护"服务内容大致包括：

1. 提供疼痛、呼吸困难、腹胀、便秘、意识混乱等常见症状的药物控制及处置建议。

2. 协助患者身体照护（如喷雾处置、水肿按摩、腹部按摩、伤口换药等）与舒适护理指导（如移位、翻身摆位、床上擦澡、床上洗头、美足护理、放松疗法、皮肤护理、口腔护理、被动运动）及其他疗护指导（如饮食指导、复健指导等）。

3. 提供患者及家属心理方面的照护（如支持与倾听、协助心愿达成、讨论生命的意义、人际关系的修复等）。

4. 协助患者及家属了解病情，进行重要照顾模式的决策，善终与出院准备等。

5. 协助患者或家属彼此间的沟通及与医疗团队间的沟通。

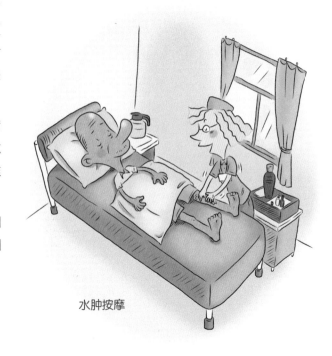

水肿按摩

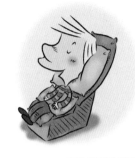

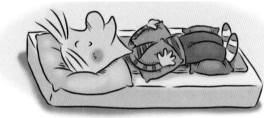

身体没有任何部位受到压迫

● **住院患者**：目前住院中的患者，可以请主治医师帮忙联系各医院的"安宁缓和共同照护团队"，之后，则会有专门的"安宁缓和共同照护小组成员"定期至病房探视患者及家属，并与原诊疗团队医护人员讨论患者的照护情况。

● **门诊患者**：门诊患者可去安宁缓和治疗特别门诊，由其协助提供治疗建议；非住院中却行动不便的患者，经过评估后可安排安宁缓和居家照护服务，安宁缓和居家护理师会定期至家中探访，评估患者状况，更换药物及协助症状控制等，减少患者因往返医院所带来的不适。

许多人将"缓和治疗"误解为一种"消极医疗"，以为缓和治疗是临终患者停止所有治疗时才需要，只是在那儿"什么都不做"或"认命等死"。其实并不然，患者即使正接受各种抗癌治疗，只要正承受身、心、灵方面的痛苦，或期待获得更有品质的生活，都可以寻求缓和治疗团队的协助。

文／林明慧（家庭医学部主治医师）

PART ⑦ 肺癌治疗期间的生活照护

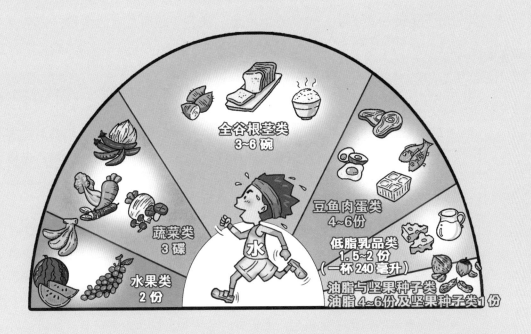

全谷根茎类
3~6碗

豆鱼肉蛋类
4~6份

低脂乳品类
1.5~2份
（一杯240毫升）

油脂与坚果种子类
油脂4~6份及坚果种子类1份

蔬菜类
3碟

水果类
2份

水

患者与家属如何面对癌症

　　健康人很难想象有一天疾病会威胁到自己或家人的健康，当确诊罹患癌症时，不论患者或家属，身心就开始面临一连串的冲击与挑战。随着治疗与疾病的发展，历经复发与转移，患者可能出现各种身体上的不适症状，尤其当无法再继续抗癌治疗时，在心理上会产生否认、愤怒、恐惧、震惊与对未来的不确定感等情绪，使得患者与家属陷入沮丧、焦虑之中，从而影响到原本的生活模式与家人的互动。

　　以下提供一些方法，希望经由心理、社会等不同层面的支持，让患者与家属从容面对疾病。

如果你是患者家属，请试着这么做

　　● **鼓励患者表达身体的不适**：肺癌治疗常会伴随疾病带来的呼吸费力与治疗的不适，首先一定要让医师团队知道身体的变化。建议在医师看诊前，先将身体的不适或想询问的问题写下来，医护团队会尽全力协助处理这些扰人的症状，使患者在对抗癌症的同时，也能拥有更好的生活品质。

　　● **支持患者的想法**：当人生病后，需要与医师讨论治疗方向并获得相关疾病资讯。宜鼓励患者多表达自己的想法，如患者希望寻求第二位医师再次确认，这时需支持患者的想法，让患者感受到被尊重与被关心，同时也较容易鼓起勇气接受现况与治疗。

　　● **照顾患者的情绪**：生病后，患者有时会哭泣，这是正常现象，此时最好让患者有宣泄情绪的时间与空间，在旁陪伴者不需说任何话语，也许只要抱着患者或拍拍患者的肩膀，甚至陪他一起哭泣。当你陪患者哭泣后，常会发现在充分释放完心中的苦楚与压力后，患者会更有力量对抗癌症。

● **寻求社会资源**：罹患癌症后会产生许多压力，寻求心理与社会支持，可提升生活品质。例如参加各种癌症病友支持团体，或参加相关癌症基金会举办的身心成长课程，获得治疗疾病相关讯息等。若因疾病出现经济困难等相关问题，则可通过相关公益组织协助度过难关。

● **家属压力的释放**：家中有人生病，家属的压力其实很大，如家属觉得照顾患者的压力已经大到无法负荷，或在患者逐渐失去自理能力、只能卧床过程中，家属不知如何照顾患者时，务必寻求社会帮助，例如：各地区卫生服务机构、健康服务中心都可以提供家庭照护，由此可以减轻家属的身心压力与负担。

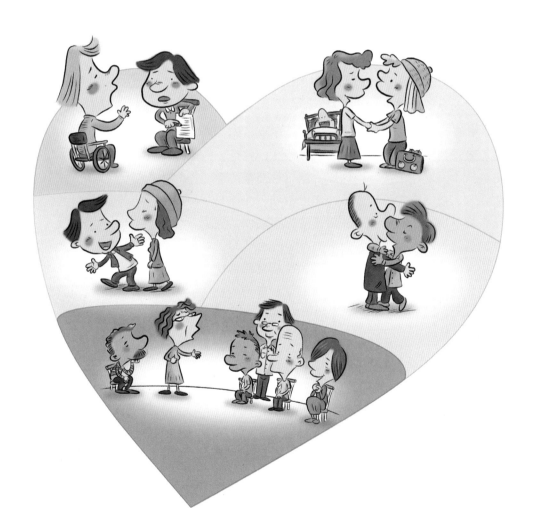

患者及家属的舒压小贴士

当疾病造成身体的不适或照顾亲人有压力时，适时舒压可让我们的情绪稳定，更能面对压力与冲击，让我们用简单的方法来对抗压力：

● **多吃快乐食物**：研究指出，多吃快乐食物，可以增加脑中血清素而令人放松，提升快乐情绪。食物中 B 族维生素含量比较高者，也可帮助舒缓神经。这些快乐食物有全麦面包、香蕉、菠菜、葡萄柚、樱桃、南瓜、深海鱼等。所以吃饭时常搭配让人快乐的食物并配合细嚼慢咽，有助于纾解压力。

● **寻找自己的兴趣**：当压力来袭时，根本之道是消除压力源，或是改变面对压力的模式或转换自己的心情。可以试着写下原本就很想尝试或挑战的事，如动手做饼干、唱歌、跳舞，不需受专业训练或使用昂贵器材，只要是自己感兴趣的事都可以。然后给自己一个假期，不需在意是否做得很完美，开心最重要，好好享受，在完成这些事的过程中，不仅能转移注意力，从中获得成就感，也能有效减轻平日的压力。

● **练习呼吸**：肺癌有时会造成患者胸闷不适、吸不到气，如此一来容易让人紧张、焦虑，更进一步引发呼吸加快。这里介绍一种简单的呼吸练习，找一个安静的地方，闭上眼睛，先练习什么都不想，然后配合专注缓慢的呼吸动作，注意加长吐气的时间，轻缓而慢的呼吸吐纳练习，能让身体获得放松，解除压力过大造成交感神经过度兴奋的问题。每天只要练习专注在自己的呼吸上 10 分钟，常可平复紧张的心情，回归到放松的心理状态。

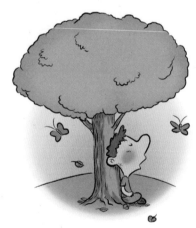

● **开怀大笑**：虽然笑是本能，但也能透过刻意练习而激发。研究证明，笑能促进血液循环，改善血管功能。笑会提升我们大脑内的内啡肽（endorphin）的分泌量，它是身体的天然止痛药。目前比较流行的笑的运动包括瑜伽、笑笑功和戏剧游戏，主要是运用呼吸调整及大笑，将氧气送到腹部丹田，借由丹田振动来按摩脏腑，使身体更健康，心情更愉快。

● **找人倾诉与陪伴**：当人处于压力时，有亲密的人倾听与陪伴是最好的支持。有压力时，找可靠的亲友倾诉，用"说出来"或"哭出来"的方式达到纾解压力的目的。即使不说话，只是陪伴在身边，也会让人感到温暖而不孤单，情绪也会渐渐平稳下来。

● **适度的运动**：有研究指出，运动不但可保持身体健康，还能促进心理健康，因为运动可增加体内血清素的浓度，消耗身体的压力激素，如肾上腺素等，帮助身体放松。运动除了使心情变好，还可改善睡眠。"走路"是最好的运动，可以慢步走，也可以快步走。不过，运动太激烈有时会造成肺癌患者出现呼吸急促（喘气）的情况，建议跟随身体的步调找到最适合自己的运动方式。

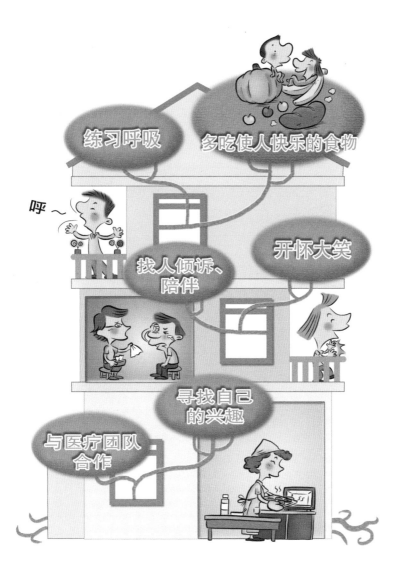

▶ 当治疗不如预期时

肺癌治疗的首要目标是完全去除病灶，当努力抗癌一段时间后仍复发时，这是所有医护人员、患者与家属最不愿意面对的事情。当获知疾病复发时，许多患者会自责自己是否努力不够或配合不足，或是怀疑医师的专业能力。事实上，疾病的复发与癌症原本的严重度、癌症细胞的特性及个人的身体有关。一旦复发，多数人仍能继续抗癌治疗，只是治疗目标将偏向如何控制癌症进展、延长生命与提升生活品质。

有些肺癌的复发过程非常迅速，并出现治疗无效的情形，造成患者许多不适症状，如胸闷、呼吸费力、疼痛、全身不适等。针对无法治愈的晚期肺癌，此时抗癌目标是如何减轻不适症状，并维持高水准的生活品质，如安宁缓和医疗照护。

文／杨　琪（大德安宁病房护理师）
审订／林明慧（大德安宁病房主治医师）

复健治疗计划

对于即将要接受肺部手术的患者，"肺部复健运动计划"是相当重要的。"术前复健"可以增加心肺功能，并降低手术后并发症发生的概率；"术后复健"可促进肺扩张，防止肺叶萎缩塌陷，增加肺活量等以减少肺炎发生；"术后提早下床活动"可以加速身体复原；"出院后每日的规律运动"，可以尽早恢复正常的生活。

术前复健运动计划

手术前的预防性胸腔复健照护可降低术后并发症及死亡的发生率，在术后早期就可恢复术前的正常生活，缩短住院天数进而降低住院的费用。

术前胸腔照护应进行下列各项复健运动：

▶ 呼吸运动

协助肺部组织的再扩张，协助痰液的排除，活动胸廓及其肌肉。

■ 1. 横膈膜（腹式）呼吸

步骤：（1）将双手分别放在胸部及上腹部的位置。

（2）闭上嘴巴，由鼻子慢慢吸气，这时会感觉胸部、腹部慢慢鼓起来，如此才是有效的呼吸。

（3）呼气时，嘴巴略开，将气慢慢由口中吐出。

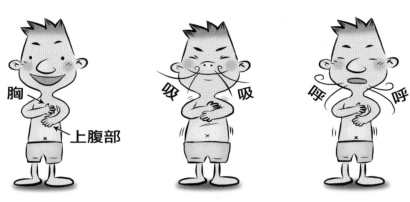

2. 节奏式呼吸

步骤：正常的呼吸，呼气时间与吸气时间的节奏比为 2：4，即呼—呼—吸—吸—吸—吸。

注意事宜：强调呼吸频率需有节奏，不能忽快或忽慢，就如跑马拉松计算步伐般的呼吸方式。

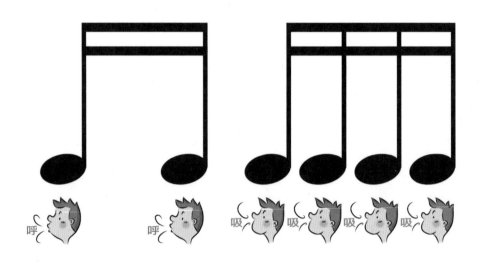

3. 圆唇吐气式呼吸

步骤：进行腹式呼吸，吐气时将嘴噘起成"O 型"，让气体由嘴巴缓慢吐出。

注意事宜：强调延长吐气时间（一般吸气与吐气的时间比为 1：2 至 1：3）。

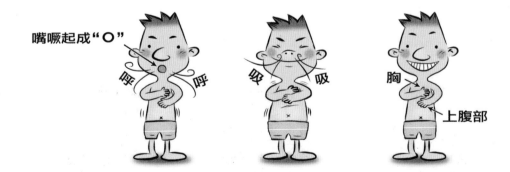

4. 节断式呼吸

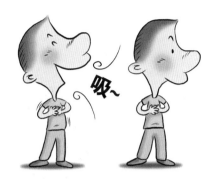

步骤：将手放在塌陷的肺叶（编注：肺叶塌陷与否需透过 X 片等检查方能得知），以语言诱导在吸气时尽量顶着支撑的手。

注意事宜：此呼吸方式常配合姿势引流来协助咳痰，此技巧需要由专业医护人员指导方能进行。

▶ 咳嗽技巧

1. 直接用力咳嗽法

步骤：做几次深呼吸，接着再长吸气（须停顿几秒）后，用力咳嗽将痰排出。

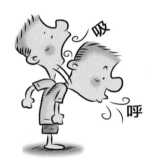
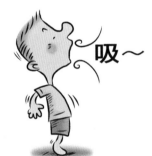
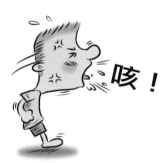

2. 哈气咳嗽法

步骤：（1）上半身向前倾，用手压住肚脐。

（2）将嘴打开成"O"的形状（类似哈气擦玻璃的方法），再用力咳嗽将痰排出。

注意事宜：请勿用喉咙与肩膀的力量咳嗽。

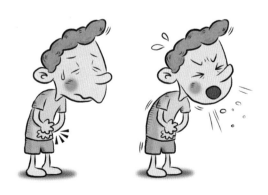

▦ 3. 固定式咳嗽法

步骤：将枕头（抱枕）或双手紧压于伤口上，再用力咳嗽。如此可降低咳嗽时所诱发的伤口疼痛。

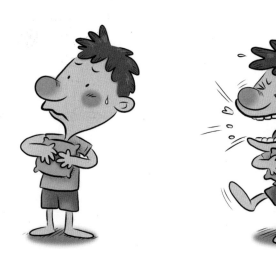

住院期间复健运动计划

术后经常做呼吸及咳嗽运动可促进引流及痰液的排出，降低术后的并发症，因此物理治疗师会协助进行术前所练习的呼吸运动及咳嗽技巧来加强气管清洁治疗，同时自己也要使用"诱发呼吸训练器"，加强肺容量的扩充，避免肺泡塌陷甚至肺炎的发生。

此外，物理治疗时也会同时安排活动移位及行走运动，从各关节的被动活动开始，逐渐进行至辅助主动活动，最后进行主动活动并且安排行走训练，也就是说患者可以先在病房的通道散步，随着病况、体能的好转慢慢增加步行速度。最后进行下楼梯的训练再进展至上楼梯，而这些活动应在物理治疗师的监测下进行，以确保患者安全。

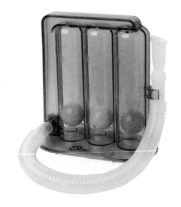

诱发呼吸训练器

▦ 1.诱发呼吸训练

步骤：采取坐姿，嘴巴含住诱发呼吸训练器，先进行吐气再慢慢地吸气，此时小球会随着吸气上升，待小球升至最顶端，维持 2 ~ 3 秒。

注意事宜：每小时至少进行一次，每回合至少以 10 次为 1 个单位。

Q 刚接受肺癌手术身上还有引流管，是否要一直卧床休息？

A： 患者可在术前安排"术后麻醉疼痛控制"，利用药物减缓疼痛。一般来说若没特殊状况，我们会鼓励患者尽量提早下床活动（通常于**术后第一天**就可进行床边复健运动），同时采取半坐卧式或经常改变卧位有利于引流及帮助换气。

出院后的复健运动计划

出院后 3 个月内，宜持续进行呼吸运动训练，同时保持关节的活动度（可依住院时，物理治疗师所指导示范的运动，持续练习）。

出院后有氧运动能力仍是不足的，因此需要到复健科安排"运动心肺功能测试"，以了解目前有氧运动能力缺损的程度及限制的因素，复健科医师会依据测试的结果开具"运动处方（如固定式脚踏车、跑步机等有氧运动）"或安排门诊心肺复健运动训练来提升运动体能并增进生活品质。

▶ 运动处方

运动处方的内容包括：

1.**运动强度**：运动过强或过弱都不适宜。

2.**运动间期**：合宜的运动时间须斟酌运动强度及自己的体能状况而定。

3.**运动频率**：每周需运动几次合适？这需与运动强度配合，强度低则频率就高。

4.**运动模式**：每人喜好的运动模式不同，需个性化。但要进行以大块肌肉为主的有氧运动且要将运动融入日常生活中。

5.**进展速率**：运动强度应由低逐渐增加。

治疗期间运动计划注意事宜

癌症患者在治疗期间可能因化学治疗等关系，出现体力不佳的状况，而尽量卧床休息似乎成为癌症患者与家属的共识，但是癌症患者若缺乏运动，体能状况会越来越糟，身体也会越来越虚弱，进而影响治疗的进程。

经研究显示，癌症患者若于治疗期间做适当的运动，可提高患者的生活品质。以下针对治疗期间的运动常见问题提供正确解答。

Q1 肺癌患者正接受化疗，体力衰弱，应多卧床休养吗？

A 化疗种类及剂量会对身体产生不同的毒性，患者常感体力不支，在此时期，"疲劳"是常见的困扰，并且影响日常的生活，因此，在急性期之后不宜多卧床休养，应强化体能复健（含心肺耐力）来改善日常生活的功能。

Q2 肺癌患者正接受化疗及放射线治疗，可做什么运动？

A 只要经医师团队评估（包括生命征象、实验数据及周边神经变化）后所建议的运动处方，对患者都是安全而有益的。

运动的内容大致可分为有氧运动（维持心肺耐力，避免体力、免疫力的下降）及阻力运动（强化肌力，改善日常生活功能），而运动应由低强度、短时间开始（如散步、健步走、骑自行车等），逐渐增强至一次20～30分钟，每周3～5次（若无法负荷长时间运动，则可调整为少量多次间断式的练习）。

Q3 肺癌骨转移，正在接受放射线治疗，运动时应注意什么？

A 治疗部位应评估其骨折的风险，尽量减少过重的阻力复健计划，同时对于需负重的部位，可以给予辅助的工具使用，降低活动时造成骨折的风险，如篮球、足球等有撞击接触的运动就不适合，而有氧心肺耐力运动，则可以持续进行。

Q4 肺癌脑部转移，正接受脑部放射线治疗，运动时应注意哪些事宜？

A 不宜进行让头部低垂的活动。

文／周正亮（复健医学部主任）

饮食原则

　　肺癌患者的营养需求视其身体状况而定。研究显示在肺癌确诊时，已有50％的患者出现营养不良的情形。对于早期可以手术治疗的患者，在手术前后注意营养补充、调节免疫功能，可促进术后伤口的愈合、体力的恢复；中期的肺癌患者，当消化系统功能良好时，应摄取均衡营养以维持良好免疫力，预防癌症恶病质的产生；晚期的患者可能出现食欲不振、消瘦、虚弱无力甚至恶病质的现象，可考虑使用营养补充品来增加营养，改善癌症恶病质，因为营养状况良好，身体对化疗、放疗的耐受力就较高，不良反应小，并且治疗效果佳。同样地，营养状况良好的患者治疗后恢复也快。

注意体重的变化

　　体重的变化是一项重要的营养指标，因为体重减轻与死亡率增加有关。研究发现许多患者因发生营养不良而导致死亡。另外，体重下降后很难再恢复，所以应及早开始预防，在疾病诊断时及治疗期间，即应竭尽所能来维持良好的营养状况，避免营养不良的发生。研究显示当体重减轻大于10%时，就会发生贫血、免疫力下降，治疗的不良反应也会跟着增强。

　　所以鼓励患者在治疗期间定期称量体重，多注意体重的变化，不要等到体重下降时才开始补充营养。对于已有体重减轻的患者，应更积极补充营养，维持正常体重，预防癌症恶病质的产生。

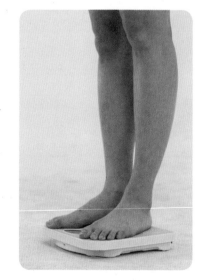

量体重小细节——电子体重计、固定时间测量

　　一般来说，在吃完晚餐后量的体重，会是一天中最重的体重，而早上起床时，因已空腹一段时间，且人体在睡觉时仍会进行基础代谢、消耗少许热量，所以此时量体重通常会最轻。

　　因此，建议早上上完厕所后测量，并加以记录，若能画成曲线表更好。另外，建议选择能准确量到 0.1 千克的体重计，且使用同一磅秤测量。测量体重时，最好穿着相同的衣服如睡衣，以减少测量的误差。

营养均衡且热量足够的饮食

　　很多患者生病后刻意改变饮食习惯，采用不均衡的素食或生机饮食。例如不吃肉、只吃蔬果与少许豆类，或改用无油烹调，以致热量不足且营养不均衡，造成体重急剧下降、营养不良，体力大不如前。

　　根据统计约有 20% 的癌症患者死于营养不良而非癌症本身，所以足够的热量且营养均衡的饮食对肺癌患者十分重要。建议在改变饮食习惯之前，与营养师讨论饮食内容，是否够均衡且营养足够。此外，要记得足够的热量才能提供身体所需的能量并维持体重。

维持正常的身体质量指数值（BMI）

　　癌症患者的 BMI 值，应尽量维持在 22 ~ 24 之间。

　　BMI = 体重（千克）/ 身高（米）^{2}

每日饮食建议

　　为了获得足够的各类营养素，饮食要均衡，每日饮食应包括下列各类食物：

● **低脂乳品类**：每日 1 ~ 2 杯（1 杯 240 毫升），喝牛奶容易腹泻、腹胀者，可选择酸奶、奶酪等。

● **鱼肉蛋类**：每日 4 ~ 6 份（每份约 50 克肉或鱼），富含蛋白质，可帮助修补身体组织，提供制造血细胞的原料。

187

> **豆：**腹泻、胀气时应减少，豆制品如豆腐，比较不会引起肠胃不适。
> **鱼：**可用酒、糖、醋、柠檬、姜、蒜等调味品去腥、调味。
> **肉：**烹调前先用少许酒、果汁浸泡以减少肉腥味，或混入其他食物中烹调。
> **蛋：**可用水煮、蒸、炒或煎等方式烹调。

- **蔬菜：**每日3碟，例如深绿色蔬菜、芽菜类、瓜类、海带海菜、菇类等。胀气时，避免易产气蔬菜，如青椒、芹菜、洋葱、蒜等。

- **水果：**每日2个，如橙子大小的水果。尽量选用新鲜当季水果，清洗干净、去除外皮后再食用，以减少细菌及农药残留问题。

- **全谷根茎类：**每日3~6碗，如米饭、面条、面包、麦片等，可视热量的需要增减，以有足够的热量维持体重、避免体组织蛋白质分解为原则。

- **油脂与坚果种子：**每日4~6份（1份相当于油脂5毫升、瓜子或南瓜子1汤匙、花生10粒、杏仁果或腰果5粒、核桃2粒或芝麻2茶匙）。

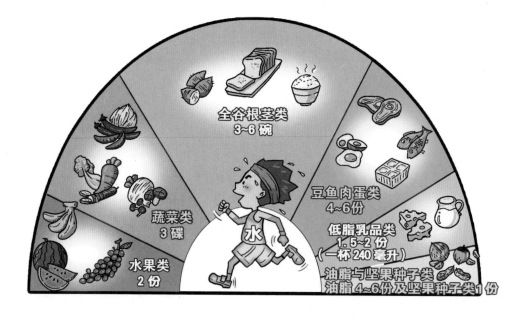

文/杨雀恋、吴柏姗（临床营养科主任、营养师）

治疗期间的营养照护

　　癌症治疗期间比平时需要更多的营养，然而因为疾病因素或治疗产生的不良反应与不适，体重减轻与营养不良的情形相当普遍，而营养状况关系着治疗的成败，良好的营养状况可以加速伤口愈合、维持免疫力及提升对治疗的忍受性。

　　治疗期间勿听信偏方，刻意改变饮食习惯，采用营养不均衡的素食或生机饮食，建议需以均衡的饮食为基础。另外，为了避免与药物产生相互作用，影响治疗效果，不建议补充高剂量的维生素、抗氧化剂补充品或保健食品等，若因食物摄食量不足需要额外补充，以每日 1 片"低剂量复合维生素"为宜。

预防体重下降

1. 避免大量进食热量低、体积大的食物，如蔬菜、水果或汤汤水水的食物，以免影响其他食物的摄取量。

2. 少量多餐。可选择高热量、高蛋白点心或饮料，如浓汤、奶昔、布丁、冰激淋、牛奶、奶酪、蛋糕、市售配方营养品等。

3. 变化烹调方式，加强色、香、味的调配，以增加食欲。

4. 烹饪时可加些糖或柠檬，以加强甜味及酸味，并避免苦味食物如苦瓜、芥菜。

5. 增加食物的蛋白质和热量含量。例如

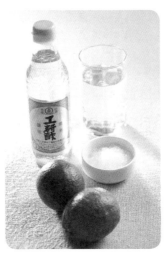
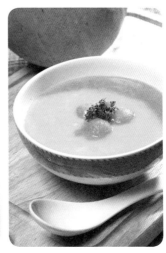

煮汤时添加奶油，吐司面包抹些花生酱、乳酪酱、植物奶油，布丁、派、热巧克力、果冻、甜点中加点鲜奶油，麦片、谷类中加入奶类，等。

6. 餐前食用少许开胃食物、饮料，如酸梅、酸梅汤、洛神茶、果汁等。

7. 避免自己烹煮油腻食物，以免影响食欲。

8. 餐前轻度运动，如散步，可以增加食欲。

9. 良好及舒适的用餐环境，且用餐时保持愉快心情。

10. 疲劳时，可先休息片刻后再继续进食。

11. 时时提醒自己食物对健康是非常重要的，鼓励自己积极进食。

12. 请营养师设计饮食。

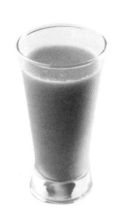

常见症状的饮食对策

　　癌症的治疗可能造成患者营养摄取不足、吸收障碍，或出现恶心、呕吐等不适，但不良反应的发生因人而异，并不是每个人都会有进食障碍的问题，以下列出常见问题及其解决对策。

▶ 化学治疗

　　化学治疗期间因为药物的影响，可能会出现一些肠胃不良反应，但适当的饮食调整可改善这些症状，帮助进食，减少营养摄取不足，预防体重减轻。

▉▉ 恶心、呕吐

1. 若治疗药物易造成严重恶心呕吐，可询问医师并开止吐药物，并依指示正确服用，若有严重呕吐应注意是否有脱水的情况。

2. 采取少量多餐，避免空腹超过 6 小时。

3. 避免太甜、油腻或气味强烈的食物，选择酸味、咸味的食物，或利用生姜、姜汁、姜糖等可减轻症状。

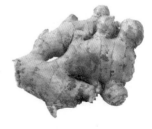

4. 食用温凉的食物，因热食较易引起恶心感。

5. 正餐时勿喝大量汤、水或液体，以免过度饱胀造成恶心。

6. 当恶心感出现时，勿刻意选择平时喜爱的食物来吃，这可能会让你对这些食物产生永久性的厌恶感。

7. 若有晨呕问题，起床后先吃干的食物，如吐司或苏打饼干。

8. 远离有油烟味或异味的地方，可减少恶心感。

9. 饭后勿立即平躺。

■■ 食欲不振

1. 优先选择喜爱的食物，可将高蛋白和高热量的营养补充品添加在其中。

2. 少量多餐，随时备有餐食、点心或均衡营养品，方便补充营养。

3. 避免一次喝下大量的汤、水或液体，以免过度饱胀而影响食欲。

4. 两餐之间可补充高热量的饮品（如均衡营养配方）或浓汤。

5. 在每天感觉最舒服的时段多吃（一般在早餐时胃口最佳）。

6. 经常变化烹调方式，注意色、香、味的调配以增加食欲。

7. 避免油炸、油腻和易产气的食物。

8. 避免患者自己烹调油腻的食物，以免使食欲更差。

9. 用餐前，先做适度活动或吃少许开胃食物，以增加食欲。

10. 选择舒适的用餐环境并保持轻松愉快的心情。

■■ 白细胞下降免疫功能不全时

1. 只吃全熟食，豆、鱼、肉、蛋类及蔬菜均要烹煮至全熟，以充分杀菌；忌吃生食、半生熟食物、生机饮食精力汤或酸奶、奶酪等含活菌等食物。水果需选用外皮完整，清洗干净后去皮再食用，以减少细菌污染的危险。

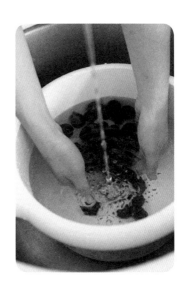

2. 注意食物的卫生与安全，制作食物前后需清洁使用的器具及餐具，且生熟食需分开处理，使用不同刀具与砧板，避免交叉污染。

3. 选用品质新鲜、包装完整且标示清楚的食品。

4. 烹煮好的食物应尽快食用，若当餐未食用完毕，应加盖包装好放置于冷藏（4℃以下），食用前须充分加热杀菌后才食用。

5. 避免饮用未经煮沸的生水、矿泉水等。

6. 摄取足够的热量与蛋白质，帮助血细胞生长及增加抵抗力。

贫血

1. 多摄取富含铁质的红肉（牛肉、猪肉、羊肉）、内脏类（如猪肝、鸡肝）、猪血、鸭血和全蛋以补充铁质，维生素 B_{12} 与蛋白质有助改善贫血。

2. 随餐进食富含维生素 C 的水果，有助当餐铁质的吸收。

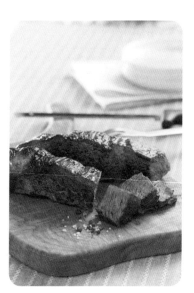

3. 单宁酸会影响铁质吸收，因此用餐时不要以茶或咖啡作为饮料，以免影响铁质吸收。若饮用，至少与餐间隔 1 ~ 2 小时。餐间的饮料最好以新鲜果汁为主，可增加维生素 C，帮助铁质吸收。

4. 全素食者要多选食含铁质的植物性食物，如深绿色蔬菜、海带、坚果种子、全谷类等。

▶ 放射线治疗

头颈部的放射线治疗容易导致味觉或嗅觉的改变、口干、口腔黏膜溃疡等症状，照顾者应了解患者过去的饮食情况、喜好，并尝试以前不常吃的食物来调整。

◼◼ 味觉或嗅觉改变

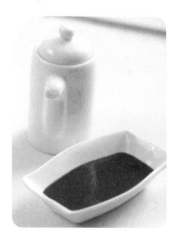

1. 尝试食用含蛋白质的各种食物，如肉类、鱼类、蛋、豆制品及乳制品。可用酒或调味料腌渍肉类，以此改变肉类令人不悦的金属味。

2. 加强食物的酸味、甜味，如柠檬（汁）、番茄酱、醋、糖。

3. 利用卤汁或天然香料，如咖喱、葱、蒜、九层塔、芹菜、香菇、洋葱、八角、肉桂等增加食物的风味。

4. 以不含酒精的漱口药水漱口或咀嚼无糖口香糖，可改变口腔味道。

5. 若口腔易有金属味，宜避免使用不锈钢的餐具和食用罐头食品，改用瓷的餐具。

◼◼ 口干

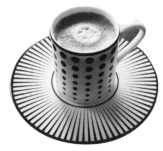

1. 酸味的食物能刺激唾液分泌，如菠萝、酸梅、柠檬汁等。

2. 选择质地柔软且滑润的食物，可拌入酱汁、汤汁或勾芡以利吞咽；避免太干、太硬、调味太重的食物。

3. 小口进食，以利于充分咀嚼。

4. 多喝水、口含冰块或冰棒有助于改善口干感觉。

5. 常漱口，保持口腔湿润，防止口腔感染。

6. 避免含咖啡因和酒精的饮料。

口腔溃疡

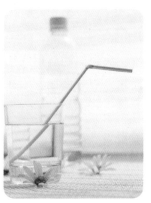

1. 温凉的食物可减轻疼痛。

2. 避免酸味、辣味或刺激性食物，如柑橘类、番茄、醋、香辛料。

3. 选择质地柔软、细碎或泥状食物，如绞肉蒸蛋、鱼片豆腐、浓汤等，并避免粗糙生硬的食物。

4. 利用吸管吸吮液体食物（避开溃疡部位）。

5. 可吸吮冰棒或含碎冰来降低口腔疼痛感。

6. 避免酒精和咖啡因。

7. 补充 B 族维生素。

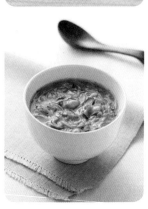

吞咽困难

1. 少量多餐，并且选择软质、滑润、细碎或泥状的食物，可用勾芡方式烹调或与拌肉汁、肉汤等一起进食，可帮助吞咽。

2. 利用增稠剂改变食物质地，如米粉、麦粉等各类谷粉或太白粉等。

3. 面包、饼干、蛋糕、谷片等可加入牛奶、果汁或浓汤里泡软再吃。

4. 若口腔溃疡与吞咽困难状况严重影响进食，建议改用管灌喂食。

▶ 靶向药物

　　除传统化学治疗或放射线治疗之外，靶向药物的使用也是目前主要的治疗方式之一。使用靶向药物最常见的不良反应是腹泻、腹胀或便秘。适度的调整饮食内容，有助于缓解不适。

腹泻

1. 选用新鲜食材，以全熟食为主，避免细菌污染。

2. 避免油腻和太甜的食物。若严重腹泻，可暂时给予清流饮食，如米汤、去油清汤、运动饮料、果汁等。

3. 急性腹泻后应暂时避免进食含粗纤维的蔬菜、水果、全谷类和全豆类，改用白米粥、白吐司、去皮水煮鸡肉等。

4. 适度增加水溶性纤维的摄取，如燕麦、柑橘、木耳、苹果、香蕉等，具有缓泻的效果。

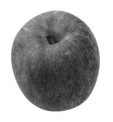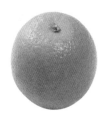

5. 避免牛奶及乳制品。

6. 注意补充水分及电解质。

 便秘

1. 摄取足够的水分。

2. 增加膳食纤维摄取量，如蔬菜、水果、全谷类（糙米、薏仁、燕麦、根茎类）、干豆类（黄豆、毛豆、红豆、绿豆等）、坚果类（开心果、杏仁果、腰果等）等。

3. 温热的饮料能够刺激肠蠕动，如温热的黑枣汁、温热的蜂蜜柠檬汁。

4. 养成固定如厕的习惯，如厕前 30 分钟，喝一杯温开水，可促进排便。

5. 放松心情，顺时针按摩腹部和做适度的运动。

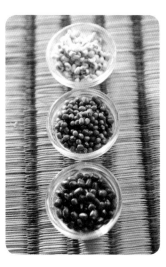

便胀

1. 避免易产气的食物（如带壳豆类、洋葱、马铃薯、牛奶、碳酸饮料等）和含粗纤维的食物（如竹笋、芹菜、菜梗、玉米等）。

2. 汤、水或饮料最好餐前 30 ~ 60 分钟饮用。

3. 轻微运动或散步可减轻腹胀感。

4. 少吃甜食和油腻的食物。

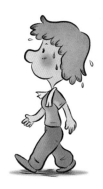

表7-1 常见的易产气食物

食物种类	可以吃少量
奶类	牛奶、冰激淋、奶制品
豆类及其制品	未经加工过的豆类，如红豆、绿豆、黄豆、毛豆、蚕豆、菜豆、豌豆、含豆渣的豆浆
主食类	甘薯（地瓜）、芋头、马铃薯、玉米
水果	柚子
蔬菜	荚豆类：如四季豆、长豆角 芽菜类：如黄豆芽、绿豆芽
其他	碳酸饮料、啤酒 含糖醇（如山梨糖醇、木糖醇等）的口香糖和其他食品

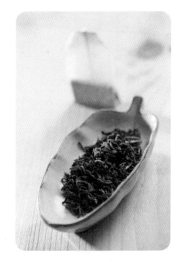

▶ **其他**

　　虽然有研究显示茶与咖啡中的多酚类，可能具有防癌作用，但茶与咖啡属于含有咖啡因的饮料，肠胃敏感、贫血、心律不齐或睡眠品质不佳的患者，宜避免过量饮用。

文／杨崔恋、吴柏姗（临床营养科主任、营养师）

营养品的选择原则

　　癌症治疗期间营养非常重要，若因治疗的不良反应与不适，造成进食量减少，从三餐中无法摄取足够营养时，可以少量多餐方式进食，若胃口仍然不佳，可考虑选用营养补充品。

　　市售营养食品种类众多，该如何选择？在选用前须先确认是否符合国家标准，不选用来历不明或标示不清的保健食品或营养补充品。目前市售患者用特殊营养食品，依据所提供的营养成分分为均衡营养品（管灌饮食）、蛋白质、氨基酸等。

均衡营养品（管灌饮食）

　　患者食欲不佳、进食量不足时，可用均衡营养品来补充热量、蛋白质、维生素、矿物质等营养元素，一般罐装的液态均衡营养品大约每罐可提供250千卡的热量，若有易饱胀的情况，可选用经浓缩的高热量高蛋白质的营养品，一罐240毫升含375千卡或475千卡的热量。

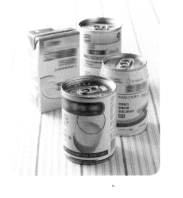

　　研究显示，肺癌患者在化疗期间每天补充2克的 ω–3 脂肪酸，可降低癌症患者体内的发炎反应，减少体重及肌肉组织的流失。市售营养品也有针对肿瘤患者设计的配方，一般为浓缩热量配方，蛋白质含量也较高，并含有特殊营养素 ω–3 脂肪酸和膳食纤维。

蛋白质

治疗期间可能因为味觉、嗅觉的改变，对肉类食物的接受性不佳或因采用素食，以致蛋白质摄取量不足，这时可选择高蛋白质食品来补充。市售高蛋白质食品通常为粉末状，可添加在果汁、稀饭、麦片等食物中，增加蛋白质的摄取。

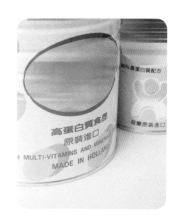

氨基酸

化学治疗或放射线治疗在消灭癌细胞的同时，也会对正常细胞造成伤害，特别是分裂快速的细胞，例如：口腔及肠胃黏膜上皮细胞、骨髓造血细胞等，因而产生一些严重的不良反应，如口腔黏膜溃疡、腹泻、白细胞减少等。接受铂类（如顺铂、奥沙利铂）或紫杉醇类药物治疗时，因周边神经毒性，会产生末梢肢体感觉异常、手脚麻木的不良反应。口腔溃疡会引起疼痛而影响进食，严重腹泻时会造成大量水分以及营养的流失。研究显示补充左旋麸酰胺酸，可减轻因化学治疗所产生的口腔黏膜破损、腹泻及手脚麻木等症状，且可快速修复破损的黏膜。

营养品的选择，应考虑患者的状况及其肝脏、肾脏功能，建议在选用营养品前，先请教营养师，让营养师提供专业的营养建议与设计一日三餐的饮食。

文／杨崔恋、吴柏姗（临床营养科主任、营养师）

治疗结束时的饮食原则

完成治疗疗程的患者应恢复均衡饮食，以维持免疫功能，降低癌症的复发。

1. 减少烟熏、炭烤及油炸等烹调方式。

2. 尽量多选择新鲜天然的食物，避免过度加工、腌渍、刺激性食物。新鲜蔬菜水果除了可以提供丰富的维生素 C，还可以减少致癌物的产生，如添加亚硝酸盐的食物（香肠、火腿）、发霉不新鲜的食物（豆腐乳、臭豆腐）等。刺激性食物容易引发咳嗽，也应避免。

3. 十字花科蔬菜如西蓝花、卷小菜、芥蓝菜，富含吲哚类物质，具高抗氧化力；橘红色或黄色蔬果，如胡萝卜、番茄含有丰富的类胡萝卜素。

4. 全谷根茎类食物，如五谷米、十谷米、燕麦饭、地瓜、山药、南瓜等，增加膳食纤维的摄取。

5. 坚果类富含油脂、维生素与矿物质，可取代部分烹调用油，请适量食用。油脂容易氧化，产生自由基和过氧化物，所以无论是烹调用油，或富含油脂的食物如糕点、坚果种子类食物等，需留意储存的方式，并在保存期限内食用完毕。

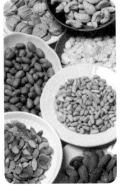
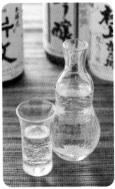

6. 若饮酒，宜限量，一日以两个酒精当量为限。一个酒精当量相当于 360 毫升啤酒、120 ～ 150 毫升红酒、40 ～ 45 毫升蒸馏酒。

文 / 杨崔恋、吴柏姗（临床营养科主任、营养师）

日常生活照顾

　　根据相关资料显示，近几年来，民众癌症发生及死亡情形，皆呈现逐年上升趋势，但因肺癌治疗方式进步，肺癌 5 年存活率也逐年提高，未来癌症将是影响人们健康的慢性病之一，在治疗过程中的生活指导则愈发重要。

遵守医嘱——就医、追踪、用药

● **定期复诊**：肺癌患者除了接受相关治疗，仍需遵从医嘱定期复诊，一般肺癌切除手术后，头 2 年每 3 个月复诊 1 次，主要做 CT 检查，往后的 3 年则每半年复诊 1 次，检查是否有肿瘤复发迹象，一共须追踪 5 年，若 5 年内未到复诊时间，身体出现异常现象，均可咨询个案管理师，需要时则另安排复诊。

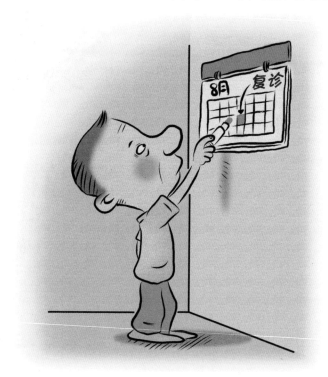

● **口腔卫生和肝脏保护措施**：在等待化疗前，可先到牙科检查自己的牙齿是否有潜在蛀牙，请提前（至少预留约 1 个月时间）做修补处理，避免化疗后因白细胞下降，免疫力低时由蛀牙伤口引发感染问题。

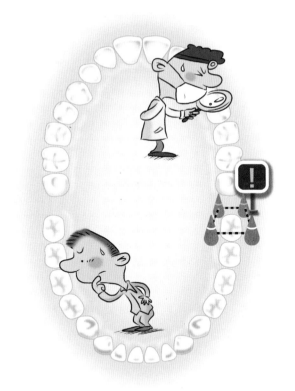

乙肝病毒携带者在化疗前 1 周开始服用抗病毒药物，直到化疗结束后 6 个月，故若有乙肝病毒携带者，可由主治医师安排到"肝胆肠胃科"，做化疗前肝脏保护措施的治疗评估。

● **人工血管**："人工血管置入"后的前 10 天，须注意伤口是否有异常发炎及红肿的现象，保持干燥不可碰水，活动时务必注意置入侧的手臂勿过度伸展，勿提重物。化学治疗期间若置入侧的手臂有异常肿胀，肤色改变或两手手臂温度不一致，则请尽快通知个案管理师与医师联系，安排就医或直接到急诊。此外，为了保持人工血管通畅、化疗注射顺畅，需每个月（或每一个半月）定期去医院使用抗凝血剂进行人工血管冲洗。

● **靶向治疗**：靶向治疗后需注意皮肤的照护，洗澡后可擦乳液进行全身保湿，出门后要防晒，女士脸部可适度使用防晒霜，男士可戴遮阳帽，避免脸部色素沉着。若身上红疹仍瘙痒不适或有化脓情形，则需寻求医师协助给予药物治疗。另外若有腹泻的不良反应，轻度者从饮食中改善，中度者则配合医师用止泻药物，重度者须住院治疗。肝功能异常也是不良反应之一，请勿胡乱服用太多保健食品，避免肝功能异常状况加重，因此类食品亦由肝脏代谢，过度服用肝脏无法负荷。

● **化疗、放疗期间**：化疗、放疗后若居家期间有任何身体不适，可先咨询个案管理师，确定主要问题是什么，并提供相关处理方法，若需复诊，个案管理师会协助与医师联络。此外，有些化疗药需搭配维生素 B_{12} 及叶酸，例如力比泰，以预防化疗不良反应的发生，请依医师指示每日服用维生素 B_{12} 及叶酸。而放疗部位的"定位线"切记勿擦掉，仍可洗澡，但勿用乳液及肥皂涂抹在画线位置，避免定位线颜色脱落，洗澡后局部用毛巾轻轻拍干即可，不可用力来回擦拭。若定位线已不清楚，则请下次复诊治疗时，告知放射线治疗科的医师。

规律生活——饮食、运动、睡眠、禁忌及其他

肺癌患者除了定期复诊，配合医师进行必要的治疗之外，保持良好的生活照护也是维持肺癌患者健康的方法。

● **饮食部分**：勿相信摄取营养会促进肿瘤的生长，一般患者除非肠胃不适，药物不良反应大，除了采取少量多餐进食外，各类食物均可摄取。若尚有其他慢性病也在治疗中，则可在住院时咨询营养师，或出院后居家期间，再回医院营养科咨询。

另外，肺癌患者若同时罹患糖尿病及慢性肾脏病，治疗期间的饮食会比一般慢性病患者麻烦许多，因癌症治疗需大量补充营养，热量、糖分及蛋白质摄取会增加，但同时罹患糖尿病及慢性肾脏病者却需要小心控制热量、糖分及蛋白质的摄取，避免血糖过高或肾脏功能异常，故需寻求医院中负责糖尿病及慢性肾脏病的个案管理师的帮助。其他在肺癌各项治疗期间的饮食方式，均可依照营养师、肺癌个案管理师及临床护理师的指导进行。

● **规律运动**：相关研究显示，运动可以舒缓身心压力，因运动后体内的内腓呔分泌增加，会令人感到身心愉快，有助于消除身体的疲劳感、促进睡眠、加快肠胃蠕动、增进食欲。另外运动也可提高肺癌患者的活动耐力与肺活量，而胆固醇及三酰甘油较高的患者也可从运动中获益。除此之外，运动可促进身体的血液循环，帮助代谢掉体内有害的微量物质，并使人有满足感。

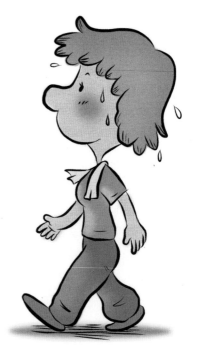

运动准则及注意事项

● 运动时间：

　　每日从 15 分钟开始至 30 ~ 45 分钟或自觉有轻微出汗即可。运动的频率原则上是 1 周至少 3 次，但最好不要连续 3 天、休息 4 天，采取"隔日运动"的方式较好。因为，一次完成 1 周所需的运动量是无法得到运动的好处的，反而容易造成肌肉的酸痛及运动伤害，且无法将运动计划持续下去。

● 运动方式：

　　采取缓和、有氧的运动，如走路、土风舞、排舞、骑脚踏车、打球、游泳等，可增加心肺耐受力及免疫力。

● 注意事项：

1. 若有骨转移及脑部转移，需与复健科医师讨论可行的运动方式。

2. 若有人工血管置入手臂，需避免提重物及过度活动，例如：360° 地旋转手臂或快速地挥动手臂，可能会导致人工血管移位。

表 7-2　运动方式建议

项目	目地	频率／时间	注意事项
游泳、爬山、爬楼梯、快步走、太极拳、骑单车、居家健身操、气功	增强心肺功能，减少及改善脂肪肝	·每周 4 ~ 5 次 ·每次 15 ~ 20 分钟	应避免身体过度疲劳及避免负荷不了的运动项目
肌力运动、徒手轻负荷重量训练：在训练上手臂力量时可以手握约 500 克左右的重物或水瓶做手肘弯曲动作	加强肌肉与韧带的肌力	·每个动作做 15 ~ 20 下 ·每次 3 ~ 5 回 ·每回间隔 30 秒	需配合呼吸，不可屏气用力
柔软度运动，如瑜伽、伸展操等	增加身体可活动的范围，减轻身体疲劳感	伸展肌肉随时随地均可进行	需配合呼吸，动作从静态至动态

● **充足睡眠**：优质的睡眠是很重要的，尤其在化疗、放疗期间，请尽量于晚上 11 点前睡觉，让肝脏充分休息，因治疗的不良反应可能影响到肝功能，若睡眠不足、熬夜等，会造成肝功能异常，影响治疗。

若因疾病使人焦虑造成睡不着的问题，首先须改变自己的作息方式，可试着于睡前 30 分钟，利用记事本将心中所担心的事情，一一写下来，并告诉自己"此事已记下，明天再处理，不用再烦恼有遗忘的问题"。另外，可试着在睡前用热水泡脚，并使用乳液轻柔按摩双足底及小腿，让身体肌肉放松促进睡眠。双手腕上亦有"神门穴"，可按压促进睡眠（如右图）。若严重失眠患者或患癌前即已服用安眠药者，则仍需求助身心失眠科医师协助，咨询相关的辅助治疗。

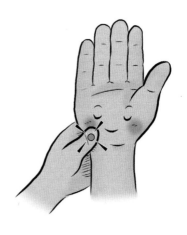

注：神门穴：位于腕横纹小指侧端凹陷处，安定心神的作用非常强，还能泻心火，睡前点按易入睡。

● **避免乱服中草药**：胸腔肺叶切除手术后，伤口愈合拆线前避免服用活血类中药补品，例如灵芝、人参，以避免伤口愈合状况受影响。化疗期间避免自行服用中药补品，因每位患者体质不同，擅自服用有时会有反效果，且中药也是药，仍会与西药产生相互作用，若想使用中药须由中医师开处方。

● **其他**：化疗期间避免制造伤口，若需要做其他科的侵入性治疗，例如拔牙时务必告知主治医师。饮食后的口腔卫生也很重要，化疗期间需特别注意避免产生蛀牙，进食后要用软毛牙刷刷牙，常常漱口保持口腔湿润，可降低因化疗后口干的不良反应造成口腔黏膜破损而影响食欲。不需使用特定市售漱口水，因市售漱口水大多含酒精，故一般凉开水即可。若味觉改变可使用自制柠檬水或冷泡绿茶水，可改善味觉并促进口水分泌。

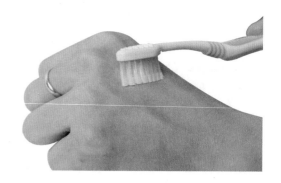

另外，有部分化疗药物是由肾脏代谢，患者若因治疗期间食欲不好，水分也摄取不足，会导致肾脏代谢功能不正常，相关数据变化可由抽血报告得知，故化疗期间建议每日摄取 3000 毫升的水，以维护肾脏功能。

● **转院需知**：肺癌患者常来自各地，有时候因个人或家庭因素而无法在确诊医院治疗，例如住处太远，往返疲惫，或家人无法协助照顾，考虑转院时：

1. **诊断后治疗前**：请先咨询原来的主治医师或个案管理师，是否有建议的医院，并备齐原诊断医院做过的相关检查报告及影像资料，以利后续治疗医师了解病情，安排治疗。

2. **治疗中**：除准备上述资料外，需要备妥原医院的住院病历摘要，也须确认待转的医院是否有目前治疗的药物。

● **知己知彼、百战百胜**：不论做的是手术切除治疗、靶向治疗、化学治疗、放射线治疗（俗称电疗）、局部冰冻、电烧等，要清楚个案管理师是谁？目前治疗的名称、时间及不良反应、身体的状况，做了哪些追踪检查及结果？可向医师或肺癌个案管理师咨询相关报告（尤其是化疗、放疗前后血球数，肝、肾功能的变化），并登记在自备的记事本上，或相关癌症基金会的照护手册上（各医院也有提供自制的手册），提醒自己需要加强照护的地方或寻求医师的协助。

旅游应注意的事宜

◎ 若出国旅游请事先告知主治医师，询问主治医师的意见。

◎ 个人医药品需备妥，旅游前告知医生开足所需药量。

◎ 因化疗药物会产生"骨髓抑制"的不良反应，造成白细胞下降，而下降程度因人而异，通常在治疗后 7～10 天会下降到最低点，然后再慢慢回升，所以这段时间特别要预防感染的发生，故尽量选择下次化疗前 1 周作为旅游时间，即化疗后第 15～21 天。

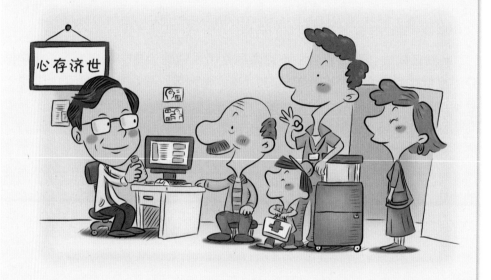

◎ 尽量选择与家人一起出游，而不是参加团体行程，这样才能配合自己的体力状况调整行程。

◎ 休闲旅游，为求行走方便，请着轻装便鞋。（如去野外请穿长裤，如去山区请携带保暖衣物。）

◎ 请带身份证、医保卡及就医摘要，以防不时之需。

◎ 携带物品（个人卫生洗漱用具、拖鞋、短裤、换洗衣物、御寒衣物、照相机；穿着以轻便、舒适为主，勿穿高跟鞋。）

◎ 勿携带大型行李箱。

文／宋易珍、洪秀莹（个案管理师）

肺癌晚期患者的照顾

　　当患者经过多种方法治疗肺癌，癌细胞仍经由淋巴或血液循环的途径转移至其他器官，例如转移至另一侧的肺部、骨头、脑部、肝脏等，此时称为"肺癌晚期"，这些不受控制的癌细胞在身体各处"据地为王"，引发种种身体不适，并让患者与家属的身心压力与日俱增。此阶段的患者照顾目标不仅着重在身体症状的缓解，还需兼顾心理的照顾，借由医护人员的协助，可让患者与家属一起度过生命中最艰辛的时刻。

　　肺癌晚期患者常见的症状包括呼吸困难、疼痛、口干、忧郁等，这些不适的症状需要靠家属与医师团队细心观察并进行积极治疗，才能使晚期患者的不适降至最低。

不适症状的缓解照护

- 呼吸困难：肺癌晚期常发生呼吸费力的情形，在药物治疗方面，需定时使用吗啡以改善呼吸困难的症状，因吗啡可以缓解呼吸困难的症状，许多患者对使用吗啡会有许多的疑虑，包括上瘾等等，其实，吗啡在专业医师的使用下，可缓解患者呼吸困难的情况，增进生活品质。

当呼吸困难且合并血氧浓度下降时，可视情况给予氧气治疗。患者也能借由许多方式来改善呼吸困难的情形，例如：①采取半坐卧位：半坐卧位可让肺部扩张，呼吸较顺畅。②腹式呼吸与噘嘴呼气：吸气时腹部凸起，呼气时嘴唇噘起来慢慢呼气并让腹部凹下去。练习腹式呼吸，可减慢呼吸次数，改善肺部换气功能。③增加安全感：呼吸困难时会让人联想到死亡，呼吸困难的过程加上紧张与焦虑会使呼吸速度加快。因此，家人的陪伴可使患者增加安全感，减轻焦虑与紧张。

- 疼痛：晚期患者常因卧床时间太久，导致腰背酸痛。有些患者并发骨头转移时，也会产生一移动就痛的情形。医护人员会谨慎评估患者状况，给予止痛药物。在给药方式上以口服为优先，若患者无法口服，可改用静脉或皮下注射方式给药。患者也可借由许多方式来改善疼痛，例如：①热敷按摩：久病卧床造成的肌肉酸痛，可以借由翻身、热敷与按摩缓解肌肉酸痛。②**运用枕头**：当躺卧的姿势不正确，也会产生腰酸背痛，适时使用枕头辅助患者，如侧卧时，背后垫枕头，可缓解侧卧时后背部肌肉紧绷。

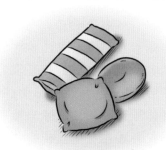

- 口干：晚期患者因体力虚弱，张口呼吸常造成口干现象，口干症状处理方式包括：①少量多次喝水或柠檬汁。临床发现，少量多次喝水或喝不加糖稀释后的柠檬汁，有助于减低患者口干的感觉。②自制小冰块。可将稀释过后的柠檬汁或患者爱吃的水果汁制成小冰块，让患者口含，不仅可以补充水分，也可缓解晚期患者身体燥热的症状。

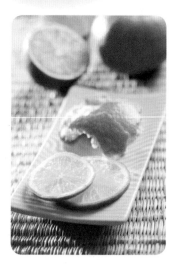

- 忧郁状态：许多晚期患者会觉得生命没有意义与价值，有时也会担心拖累家人，甚至产生自杀的念头，如发现这些状况，可告知医护人员。适当使用药物治疗，加上家人的倾听、陪伴、关心与尊重患者的需求，可有效缓解忧郁状态。有时患者发现体力变差，自觉死亡将至，想交代后事，但家人却善意劝阻安慰患者不要想太多，会慢慢好起来。这样的应对方式与说辞，往往让患者选择再也不谈这些事，或在心中产生更多焦虑与忧郁。因此让患者说出自己的心愿与交代后事，常能让患者有质量、有尊严地走完最后的这段生命旅程。

祈愿所有晚期患者，身心的不适症状皆能获得控制，并在有限的时光中，得到平安与尊严，圆满最后的心愿，达到生命有品质、临终有平安的完美境界。

肺癌晚期患者常见的误区

Q1 医师放弃了我，才建议我接受安宁缓和医疗照护？

A： 错！医师要是放弃患者，就不会每天查房探视患者，也不会请安宁团队探视患者。因为以肺癌主治医师的经验评估疾病已经进入晚期，而且患者有许多身心不适症状，而最适合的治疗方式是接受症状控制的安宁治疗，这样才能让患者的身体不适症状改善，提升生活品质后，免疫力才会提升，才有机会延长生命。如果抗癌治疗已经不能有效抑制肿瘤生长，这时就应该暂停，以免增加患者的痛苦，甚至因出现太大不良反应而影响存活期。因此，接受安宁缓和医疗照护的患者，是医师希望患者接受更适合目前身体状况的治疗方式，而非被医师抛弃。

Q2 住到安宁病房没有医疗，就是等待死亡？

A： 错！安宁病房是由专业训练的照护团队负责，他们懂得运用各种疼痛控制与症状处理的方法与技术，能够积极处理晚期患者产生的各种症状，如呼吸困难、疼痛、便秘等，当这些急性不适症状获得缓解，就会安排患者回家，或转至慢性病房。返家照顾亦可申请安宁居家照护服务，让患者能安心在最熟悉安适的家中调养身体。为何安宁病房常与死亡画上等号？因为有时患者与家属的错误观念，常在濒临死亡前才愿意转入安宁病房，以致转入安宁病房后不久就去世了，由此让社会大众产生误解，所以到了疾病晚期，安宁缓和医疗照护越早介入越能提高患者的生活品质，达到善终的目的。

Q3 当医师建议转安宁病房时，患者仍觉得有治疗的机会，家属该如何做？

A： 治疗疾病的过程常历经许多痛苦，如果疾病已经进入晚期，通常大部分的患者心中大概已经有一些了解，只是没有说出口，因为可以从自身体力、活动力与身体的痛苦程度，判断自己目前的状况，因此，当医师建议转安宁病房，表示患者目前的状况接受安宁缓和治疗有助于提升生命品质时，患者不会拒绝。但如果患者仍觉得有治疗的机会，或对治疗有过高的期待，希望再接受进一步的抗癌治疗时，可先了解患者对疾病的想法，询问患者的期待，并适时地给予澄清及协助。

有些患者即使知道自己病情恶化，但为了保有一丝希望，而不愿意转到安宁病房接受照顾。此时家属应该试着去了解患者的心情与担心，不宜一味劝患者转安宁病房。遇到这种情形可以先安排安宁缓和共同照护服务，通过专业团队的协助，让患者在一般病房也可接受有助于生命品质的安宁缓和照护。

Q4 面对隔壁病床患者的离世，患者及其家属该如何做？

A： 不管是谁，当遇到有人离世，心中通常会有些不自在，这时我们可以用祝福的心，去祝福对方，可以在心中默念与祈福："虽然与你认识不深，但我诚心地祝福你迈向下一个旅程。"但有时患者离世前会出现呻吟声或是家属频繁进出干扰了自身作息，则可请医护人员协助。

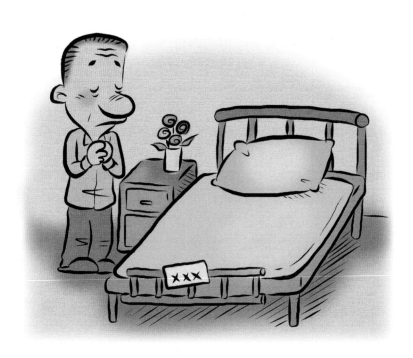

Q5 不想转安宁病房，也有机会获得安宁缓和医疗照护？

A： 对！如果晚期患者住院中还无法转安宁病房，但又并发身心不适症状时，可以安排会诊安宁共同照护团队。也就是肺癌团队加上安宁团队，一起照顾患者。例如有些肺癌晚期患者的症状缓解，需要辅以缓和性化学治疗或放射线治疗，但患者又并发呼吸困难、疼痛等不适症状时，可安排安宁共同照护团队会诊。安宁团队会与肺癌团队密切沟通病况并相互配合，给予晚期患者最恰当的治疗，保障并提升生命末期的生活品质。在让患者做治疗的过程中，还能兼顾照顾家属的情绪。2010 年 8 月在《新英格兰医学》杂志刊载了一篇有名的文章，发现针对新诊断非小细胞肺癌合并转移的晚期患者，在接受标准的肿瘤治疗时，若能早期介入安宁缓和医疗，可有效延长存活期。

Q6 肺癌晚期者出现胃口不好、吃不下等情况，一定要插鼻胃管灌食？

A： 不一定。当患者因病程进展而吃不下东西时，即使放置鼻胃管，对体力的帮助也有限，而且会增加患者的不适。因此鼻胃管的放置，应优先考虑患者能否获得舒适照顾，视患者对鼻胃管的接受度而定。大部分肺癌晚期患者如果真到吃不下东西的程度，表示疾病已经进展到较严重的状况，此时可由静脉点滴注射，适度补充身体所需的电解质与水分。而食物经由消化道吸收，除了补充身体所需的营养，还可以刺激消化道，让身体进行正常内分泌及免疫功能，这不是一般静脉注射可以取代的。置放鼻胃管的不舒服通常只在前一两天，很快就能适应，意识清楚的患者应在其同意后再操作。

Q7 当呼吸困难时一定要插管?

A: 错! 轻度的呼吸困难适量给予氧气,就能缓解低血氧引起的气喘。严重的呼吸困难,通常是肿瘤扩散严重,就算使用插管治疗,也无法消灭肺部肿瘤,而且插管治疗后,必须接上呼吸器,常需转到加护病房接受照顾。患者除了因插管无法由口进食、无法说话之外,因管子相当粗硬,插管处也会因压迫而产生疼痛,插管超过 2 周,还需考虑做气管切开术。

上述这些处置常让患者感到非常痛苦,生不如死。其实肺癌晚期造成的呼吸道症状,可使用吗啡等药物控制,有些患者在症状稳定之后,还可以做许多自己想做的事,并维持一定的生活品质。

Q8 发生呼吸困难或全身疼痛时,要尽量忍耐,避免使用止痛药及吗啡,以免缩短寿命或上瘾?

A: 错! 有许多文献指出,适度使用吗啡并不会缩短癌症患者的生命,反而可提升生活品质,甚至延长生命。安宁缓和医疗照护团队,对于止喘与疼痛控制等具有丰富经验,吗啡等止痛药可口服、静脉注射、皮下注射,或使用经皮肤吸收的止痛贴布。只要配合医疗团队调整使用剂量,大多数患者可获得良好的疼痛控制,改善生活品质。晚期患者若因疾病需要使用吗啡,皆会在医疗专业人员指导下用药,不会有上瘾的情况。

文/杨　琪（大德安宁病房护理师）
审订/林明慧（大德安宁病房主治医师）

特别收录

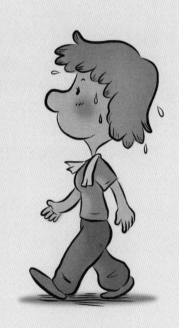

高龄者治疗法

肺癌的治疗经常将年龄在 70 岁以上的患者定义为高龄者，高龄者的肺癌治疗，原则上与年纪较轻者一样。高龄者最好的定义是"当患者的生理情况足以影响医师做治疗选择的判断时，才是高龄者"。

目前大部分的医学文献都是选择小于 70 岁或 75 岁的患者做治疗，而肺癌好发的年纪是 70 ~ 80 岁，也就是说在确诊为肺癌时，约有一半以上的患者是高龄者（老人家）。

·年龄因素：高龄者因年纪大、器官退化等，可能并发较多的其他疾病，如高血压、心脏病、肾脏病等。因此，在治疗前须经详细评估，以免发生并发症。所幸多数 80 岁以下的年长者，其体能状况尚可，80 岁以上的患者，在治疗时，需较费心。

·治疗原则：小细胞肺癌治疗主要是化学治疗加上放射线治疗，此时可能考虑分开依序进行或是化疗减量。

腺癌、鳞状上皮癌，或大细胞癌，则须按照期别。第 I、II 期者：体能与生理状态正常者可考虑"手术治疗"。第 III 期者：可考虑手术后适量化学治疗，或是化学治疗后放射线治疗；体能较佳者也可以考虑同时化疗加放疗，但需非常小心。第 IV 期者：以化学治疗或靶向治疗为主。化疗可以选单一药品，不含铂的两种药物合并使用，或减量的含铂的药物合并使用。此外，若有 EGFR 突变的老人，第一线则是优先服用 EGFR-TKI，即特罗凯、易瑞沙、阿法替尼。

文／陈育民医师

认识临床试验

　　现在的临床试验能够对患者的用药安全提供很好的保障，绝对不会把患者当小白鼠试验。如早期参与易瑞沙临床试验的患者，迄今已经服用超过 10 年，比药物上市还早，参加临床试验让患者更早得到救命的机会。

　　临床试验可分为 4 期：

● **第一期临床试验（Phase Ⅰ）**：测试新药的毒性，若对人体没有太大的危害则可进行第二阶段试验。

● **第二期临床试验（Phase Ⅱ）**：此新药是否具有疗效及不良反应如何。

● **第三期临床试验（Phase Ⅲ）**：将新药的治疗与现阶段的标准治疗做比较，是否比现有的标准治疗更佳（包括效果好及毒性更小）。

● **第四期临床试验（Phase Ⅳ）**：此阶段试验一般针对已上市的药物，评估长期使用该药物是否会产生慢性不良反应，获取"药物的风险效益评估"资讯。

　　参加临床试验不但有先接受新药治疗的机会，还可以获取临床药物或治疗的整体资讯，也有助于后续其他患者的治疗，利己利人。

文／蔡俊明医师

特别收录

215

认识肺癌治疗的趋势

　　肺癌治疗将借由成组的基因检测，选择适当的治疗药物（单独使用或合并使用）与给药的先后顺序，包括靶向药物治疗或化学治疗，并搭配适当的局部治疗（如脑部或骨头的放射线治疗或手术治疗，或肝脏的血管栓塞或高频治疗），更精准地对抗肿瘤，让患者在疾病治疗过程中都能得到对其有效的药物，同时也让这些药物的疗效发挥到极致。

基因检测对肺癌治疗的影响

　　目前确诊为非小细胞肺癌，特别是肺腺癌的患者，医师会建议患者做"EGFR 上皮生长因子接受器突变检测"与"ALK 融合蛋白重组基因的检测"，这些基因如有敏感性变异，靶向治疗效果较明显。但是基因检测不具有突变的患者，除了接受标准化学治疗之外，目前也有抗血管新生药物合并化疗的治疗方式，都可增强控制病情的效果。

何时进行基因检测

　　要做基因检测需要取患者的病灶部位，包括已经开刀切除的肿瘤，或者是身上有肿瘤的部位如肺部或淋巴结、肝脏、骨头、肾上腺等经由切片取得的肿瘤组织。有胸腔积液的患者如果积液中有大量的癌细胞也可收集积液进行检验。

　　不能手术的患者在初诊时应例行做基因检测，以便作为选择第一线治疗的参考。有敏感性基因变异的患者经靶向药物治疗一段时间之后会出现抗药性的基因变异，医师会建议对有抗药性的肿瘤再做切片，进行基因检测以作为后续治疗的参考。

　　至于由血清撷取 DNA 或抽取血液中的癌细胞做基因检验，目前还在研究阶段。

靶向治疗与新靶向药物

　　癌症是"基因"疾病，在形成的过程中有很多异常的基因变化。从靶向治疗的观点来看，可分为"驱动基因"和"旁观者基因"。

　　"驱动基因"是这个基因异常会带动细胞变成恶性，不断地生长、转移、逃避死亡，可用来作为有效靶向治疗的候选标靶（如上皮生长因子受体基因突变就是驱动基因异常的结果，它的靶向治疗药物是易瑞沙、特罗凯、阿法替尼）。而"旁观者基因"通常不会驱动或造成细胞的恶性变化，跟细胞发展成癌症没有直接关联，一般是在细胞分裂、基因不稳定的时候形成，将它们作为靶点发展出来的药物效果有限。

　　可是，癌细胞也很厉害，在驱动基因受到攻击失去功能造成癌细胞濒临死亡时，有些旁观者基因会摇身一变成为新的驱动基因，驾驭癌细胞，使癌细胞对原来有效的靶向药物产生抗药性。

　　目前医学界把肿瘤的基因分成：

　　·有药物治疗的基因：通常为驱动基因，目前有药物可用，且药效还不错。

　　·可对它采取行动的基因：某些肿瘤基因可能在癌细胞演变过程中产生抗药性，与其他基因共同扮演重要的生物角色。这些基因可以作为研发新药的标的。新的治疗药物或许需要同时搭配其他药物，才会达到较好的疗效。

　　报刊杂志经常报道有关肺癌基因的新发现并表示肺癌的治疗将有新突破，这未免言之过早，因为新发现的基因还需确认它是驱动基因或者至少是可对它采取行动的基因，而研发有效的临床治疗药物，还有一段很长的路要走。

▶ 认识新靶点与相对应的新靶向药物

　　随着分子生物学的进步，继发现上皮生长因子基因变异后，目前医学界又发现另一个可作为靶点的变异基因，是由两个断裂的基因重新融合后，分泌一种新的蛋白，称为融合性蛋白，如 EML4—Alk 或与 ROS1 基因或 RET 基因产生的融合性蛋白。

　　2007 年医学界发现，不抽烟、较年轻且肿瘤没有上皮生长因子基因突变的肺腺癌患者，具有 EML4—Alk 或 ROS1 基因融合性蛋白的可能性较大。

EML4—Alk 占非小细胞肺癌的 3% ~ 5%，据台北荣民总医院统计，不具上皮生长因子基因突变的肺腺癌患者约占 16%，已有效果良好的新药上市（如克唑替尼），另有一些新药正在进行临床试验。

至于 ROS1 的基因变异更为少见，仅占非小细胞肺癌的 1%，初步的研究显示克唑替尼对此也有相当好的疗效。

Q1 肺腺癌有新的化学、靶向治疗，肺鳞状细胞癌呢？

A： 近 10 年来肺腺癌有一些新而有效的化学药物如"力比泰"；靶向药物如"易瑞沙""特罗凯""阿法替尼"和"克唑替尼"。目前治疗上较棘手的则是"鳞状细胞癌"，约占肺癌的 20%，其治疗方式除了传统化学治疗外，迄今还没有有效的靶向药物。

不过，近年来的研究已经在鳞状细胞癌患者的肿瘤中找到可能成为靶点的几个基因蛋白，如 DDR2、FDFR1 等，以它们为靶点的新药在全球进行临床试验，期待能为鳞状细胞癌的靶向治疗带来一线曙光。

Q2 转移性非小细胞肺癌的治疗有很大的进步？

A： 晚期非小细胞肺癌患者的中位生存期由 30 年前的 4 ~ 6 个月到现在因使用"易瑞沙"或"特罗凯"治疗有效能延长至 4 年以上。

这个进步是因为不断增进对肺癌生物特性的了解，应用新治疗策略和支持性的疗法包括降低不良反应，虽然这不过是要战胜肺癌这个可怕敌人的开幕而已，但我们似乎可以预见光明的未来。

Q3 针对关键性靶点给予有效的靶向治疗是肺癌治疗的新里程碑？

A : 国外已有数个医学中心共同成立肺癌基因突变联盟，肺癌患者的肿瘤可以同时接受多个致癌驱动基因的检测，再针对个别基因差异，运用不同的靶向药物治疗或参加新的靶向药物的临床试验，甚至可运用基因定序，进行正常细胞与肿瘤细胞比对，如此可以更清楚得知吸烟与不吸烟所患的肺癌有何差异？为何不吸烟的人也会罹患肺癌？同样是癌，为何有不同型别的差异，例如有人是肺腺癌，有人是鳞状细胞癌？为何同种药物治疗会出现不同抗药性？这对将来不论是在了解肺癌的成因、建立肺癌的诊断，还是给予有效的治疗方面，都会有革命性的影响。

癌症伴随式诊断（Companion Diagnostics）

癌症伴随式诊断是一种"药物"与"检验"的全新癌症治疗策略。

特定的基因型别可决定靶向药物对癌细胞的作用，包括对癌细胞的抑制或抗药性的产生等；此外，单一靶向药物的作用也可能受到多个基因左右，由于病理切片样本十分有限，日渐形成的趋势是患者在治疗前接受"肿瘤突变基因多重检测"，譬如在台北荣民总医院进行的检测，一次可观察 46 个肿瘤相关基因中的739 个突变点，可以帮助医师更有效地规划个性化癌症治疗。

文／蔡俊明（胸腔肿瘤科特约主治医师）

特别收录

219

图书在版编目（CIP）数据

图解肺癌诊治照护全书 / 台北荣民总医院肺癌治疗
团队著. — 上海：上海科学普及出版社，2020（2024.4重印）
ISBN 978-7-5427-7840-6

Ⅰ.①图… Ⅱ.①台… Ⅲ.①肺癌—诊疗②肺癌—护
理 Ⅳ.①R734.2②R473.73

中国版本图书馆CIP数据核字(2020)第170220号

本书版权登记号：图字：09-2020-757号

责任编辑　林晓峰

图解肺癌诊治照护全书

台北荣民总医院肺癌治疗团队　著

蔡俊明　主编

上海科学普及出版社出版发行

（上海中山北路832号　　邮政编码200070）

http://www.pspsh.com

各地新华书店经销　　河北京平诚乾印刷有限公司印刷

开本　787×1000　1/16　印张　15　字数　250000

2020年11月第1版　2024年4月第2次印刷

ISBN 978-7-5427-7840-6　　定价：78.00元